在宅看護過程演習 第3版

ーアセスメント・統合・看護計画から実施・評価へー

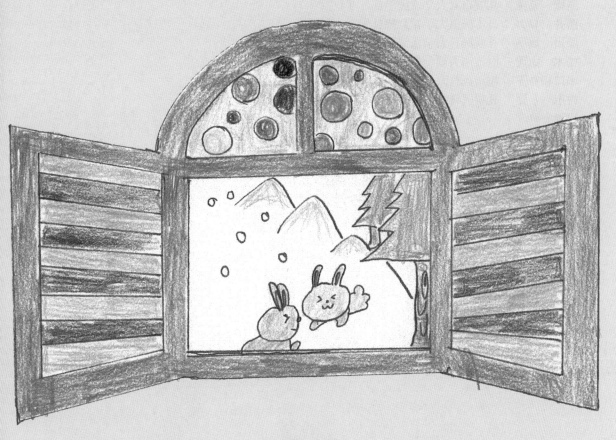

編集・執筆

上田 泉

執筆

青柳 道子　上田 泉　菊地 ひろみ　佐々木 雅彦　渋谷 春美　高橋 奈美

照井 レナ　深川 周平　松木 由理　水口 和香子　村川 奨

クオリティケア

編　集

上田　　泉　　札幌医科大学保健医療学部看護学科 教授

執　筆

青柳　道子　　札幌医科大学保健医療学部看護学科　准教授
上田　　泉　　札幌医科大学保健医療学部看護学科　教授
菊地ひろみ　　札幌市立大学看護学部　教授
佐々木雅彦　　訪問看護ステーション　風鈴　管理者
渋谷　春美　　札幌医科大学大学院医学系研究科博士課程
高橋　奈美　　札幌市立大学看護学部　准教授
照井　レナ　　日本医療大学総合福祉学部　教授
深川　周平　　札幌医科大学保健医療学部看護学科　講師
松木　由理　　医療法人稲生会　ケア部門統括責任者
水口和香子　　旭川医科大学医学部看護学科　助教
村川　　奨　　札幌医科大学保健医療学部看護学科　助教
（五十音順）

第3版はじめに

　著者らは，在宅看護に関する科目を教授する上で，在宅看護過程あるいはアセスメントに関する参考図書が未だ少ないこと，市内の訪問看護ステーションへ複数の機関が実習している中で看護過程記録は様式も内容も様々である，という現状に気づきました。在宅看護過程の図書が1冊あるととても便利であり活用したい，そして在宅における看護過程を展開する上での療養者及び家族の生活を視る，理解しようとする根底となる価値観，基本的な考え方は同じではないかと考え，初学者が活用しやすいものを目指して本書を作成しました。以上，初版の理念を引き継ぎ，本書は，第3版となります。初版は2015年3月発刊、そして改訂版は2019年7月に発刊しました。その間、看護教育カリキュラム改正、国家試験出題基準の改定、地域包括ケアの推進等、社会の動向や法改正がみられることも鑑み，本書の内容を見直してきました。本書の強みは、特に看護学生が実習で活用しやすいものとして、わかりやすくということを意識して作成してきたことです。

○本書の特徴
　在宅看護における看護過程の基礎的知識、看護過程の展開をわかりやすく章立てして示しています。看護過程の展開ではアセスメントから実施・評価まで順に示しており、その後に訪問時の行動計画・行動評価の章が独立していることも特徴です。

○本書の活用方法
　第1～第6章までは看護過程の理論編です。第7章は看護過程展開の事例編です。訪問看護の実践の場でよく担当するであろうと思う事例を例示しました。事例によって若干、書き方が異なっております（以下の通り）。今回、新たに要支援高齢者の事例を加え、地域包括支援センターにおいて支援する可能性のある事例を想定しました。

事例	アセスメント	看護計画	実施・評価
①アルツハイマー型認知症	○	○	なし
②末期がん	○	○	○♯2のみ
③医療的ケア児	○	○	なし
④ALS	○	○	○♯1・2
⑤統合失調症とDM	○	○	○♯1・2
⑥褥瘡	○	なし	なし
⑦要支援高齢者	○	○	なし

今回、ご協力いただいた著者の方々、著者らと打合せをして助言していただいたクォリテイケアの鴻森氏・本多氏に深く感謝致します。

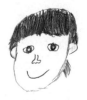

2023年10月　編者　　by YUUTO

改訂版はじめに

　著者らは，在宅看護に関する科目を教授する上で，在宅看護過程あるいはアセスメントに関する参考図書が未だ少ないこと，市内の同じ訪問看護ステーションへ複数の看護系教育機関が実習しているが，使用している看護過程記録の様式も内容も様々である，という現状を把握しました。そこから，看護過程の図書が1冊あるととても便利であり活用したいという話に発展しました。初めは，各大学によって記録様式も記録内容も異なり，ディスカッションのなかでは看護過程の要素である看護目標，期待される成果，看護計画など使用する用語と概念については意見が分かれる部分もあり，果たして一つにまとまるのかと危惧することもありました。しかし，最終的には在宅における看護過程を展開する上での療養者及び家族の生活を視る，捉える，理解しようとする根底となる価値観，基本的な考え方は同じではないかという結論へ至りました。その結果が本書となります。本書でのアセスメント枠組みや用語の用い方など未だ発展途上であると考えますが，今まで自分たちが教授してきたことを先ず形にしました。ぜひ，教育の場，訪問看護の実践の場でご活用いただき，皆様のご意見をいただけると幸いです。

　この本の著者らは，本書のコンセプトに賛同いただいた在宅の看護教育に携わっている方々です。講義から演習，実習，実践をとおして，初学者が活用しやすいものを目指して作成しました。

　以上，初版の理念を引き継ぎ，本書は，改訂版となります。

　初版に取り組み始めたのは2014年の7月でした。2015年3月に発刊され，それから4年が経過しました。その間，看護教育のカリキュラム改正，国家試験出題基準の改定，地域包括ケアの推進等，社会の動向や法改正がみられることも鑑み，本書の内容を全面的に見直すとともに，事例については小児の事例を加え，充実させました。

　また，この4年間のなかで，著者らは，「訪問時に利用者を対象としたアセスメントツール開発を目指して - 在宅看護分野における必須アセスメント指標の開発 -」（公益社団法人在宅医療助成勇美記念財団2015年度後期一般公募）というテーマで研究にも取り組みました。研究成果の一つとして，健康課題の特定を示す統合図について作成しました。今回，全ての事例に追記しています。

　アセスメントツールについて公表後，大学院での研究に取り組む際に活用したい，看護基礎教育で学生に活用したい，との連絡もいただいております。最近，アセスメントを含め在宅看護過程については益々，関心が高まってきているのではないかと感じています。

　さらに，著者らは新人訪問看護師を育成するプロジェクトにも取り組み始めています。在宅看護の分野は今後，さまざまな面において研究も教育も発展していかなければいけない分野です。その中でやはり看護の核となるアセスメントの部分について，今後も研究を継続し，洗練させていきたいと考えています。

○本書の特徴

　在宅看護における看護過程の基礎的知識，看護過程の展開をわかりやすく章立てして示しています。看護過程の展開ではアセスメントから実施・評価まで順に示しており，その後に訪問時の行動計画・行動評価の章が独立していることも特徴です。訪問時の行動計画・行動評価の章は，初学者あるいは経験が少ない方には必要な内容と思われますので，是非ご活用ください。

　アセスメントについては在宅看護領域の特徴をふまえてアセスメントとは何か，アセスメントの枠組み，アセスメントの項目と視点について説明し，表を用いてポイントを示しています。

　全体を通して，各章の学習のねらい，各章のポイントを示しています。また，例示や図表を用い，文章もなるべく平易な言葉，表現を用いており，とにかく読みやすくわかりやすくということを心がけました。

○本書の活用方法

　第1～第6章までは看護過程の理論編です。各章で独立しているため，どの章から読み始めても，各章で理解できる内容となっております。

　第7章は看護過程展開の事例編です。訪問看護の実践の場でよく担当するであろうと思う事例を例示しました。各事例を参考にしていただき，それぞれの個別性に沿って応用していただければと考えます。事例によって若干，書き方が異なっております（以下の通り）。その点については，なるべくその章を担当した著者の方に吹き出しや注意書きを入れて，工夫した意図，内容を書いていただきました。

事例	アセスメント	看護計画	実施・評価
①アルツハイマー	○	○	○♯1・2
②脳梗塞後遺症	○	○	○♯1・2
③医療的ケア児	○	○	なし
④末期がん	○	○	○♯2のみ
⑤ALS	○	○	○♯1のみ
⑥統合失調症とDM	○	○	○♯1・2
⑦褥瘡	○	○	なし

　今回，ご協力いただいた著者の方々，著者らと打合せをして助言していただいたクォリティケアの鴻森氏に深く感謝致します。

2019年3月　編者　　by YUUTO

初版はじめに

　昨今の社会状況では高齢化が進み，入院期間の短縮，在宅医療の推進等の背景により，在宅ケアおよび在宅看護に対する社会のニーズは高まっています。1997年カリキュラム改正により，看護の一つの領域として在宅看護論が位置づけられました。さらに，2009年カリキュラム改正により，看護の統合と実践のため，「在宅看護論」が統合科目に位置づけられました。講義・演習・実習の一連の看護学基礎教育の重要性が指摘されており，特に在宅看護を実践するという学習のなかで，基本となる看護過程の展開能力をいかに培っていくかは重要な部分であると考えます。

　著者らは，在宅看護に関する科目を教授する上で，在宅看護過程あるいはアセスメントに関する参考図書が未だ少ないこと，市内の同じ訪問看護ステーションへ複数の看護系教育機関が実習していますが，使用している看護過程記録の様式も内容も様々である，という現状を把握しました。そこから，看護過程の図書が1冊あるととても便利であり活用してみたいという話に発展しました。はじめから，各大学によって記録様式も記録内容も異なりディスカッションのなかでは看護過程の要素である看護目標，期待される成果，看護計画など使用する用語と概念について意見が分かれる部分もあり，果たして一つにまとまるのかと危惧することもありました。

　それでも，最終的には在宅における看護過程を展開する上での療養者および家族の生活を視る，捉える，理解しようとする根底となる価値観，基本的な考え方は同じではないかという結論へ至りました。その結果が本書となります。本書でのアセスメント枠組みや用語の用い方など未だ発展途上でありますが，今まで自分たちが教授してきたことをまず形にしましたので，ぜひ，在宅看護の実践の場でご活用いただき，皆様のご意見をいただけると幸いです。

　この本の著者は，本書のコンセプトに賛同いただいた在宅の看護教育にたずさわっている方々です。講義から，演習，実習，実践をとおして初学者が活用しやすいものを目指して作成しました。

○本書の特徴

　在宅看護における看護過程の基礎的知識，看護過程の展開をわかりやすく章立てして示しています。看護過程の展開ではアセスメントから実施・評価まで順に示しており，その後に訪問時の行動計画・行動評価の章が独立していることも特徴です。訪問時の行動計画・行動評価の章は，初学者あるいは経験が少ない方には必要な内容と思われますので，是非ご活用ください。

　アセスメントについては在宅看護領域の特徴をふまえてアセスメントとは何か，アセスメントの枠組み，アセスメントの項目と視点について説明し，表を用いてポイントを示しています。

　全体を通して，各章の学習のねらい，各章のポイントを示しています。また，例示や図表を用い，文章もなるべく平易な言葉，表現を用いており，とにかく読みやすくわかりやすくということを心がけました。

○本書の活用方法

第1～6章までは看護過程の理論編です。各章で独立しているため，どの章から読み始めても，各章で理解できる内容となっております。

第7章は看護過程展開の事例編です。訪問看護の実践の場でよく担当するであろうと思う事例を例示しました。各事例を参考にしていただき，それぞれの個別性に沿って応用していただければと考えます。事例によって若干，書き方が異なっております。その点については，なるべく著者の方に吹き出しや注意書きを入れて，工夫した意図，内容を書いていただきました。

短い締め切り設定に無理矢理ご協力いただいた著者の方々，著者らと打合せをして助言していただいたクオリティケアの鴻森氏に深く感謝致します。

2015年2月　編者

目次

在宅看護過程演習―アセスメント・統合・看護計画から実施・評価へ―　第3版

表紙絵　上田友都

第1章 在宅看護における看護過程

- 在宅看護の概念を理解する。
- 在宅の看護過程の概念，看護過程の基本要素を理解する。
- 在宅の看護過程の展開と看護職の役割，機能を学ぶ。
- 在宅の看護過程における今後の発展について考える。

Ⅰ．在宅看護とは

1 在宅とは

在宅とは，広辞苑[1] によると「自分の家にいること」，つまり，療養者本人が生活している自宅にいることである。

医療法や介護保険法などの法律上では，「居宅等」という言葉が使用されており，居宅と表現されるときには，自宅だけではなく，介護保険施設等の療養者が居住している施設も含まれる。

在宅とは，本人が日々の生活を営み住んでいる場，つまりは，本人の家，すまいと言われる場にいることである。

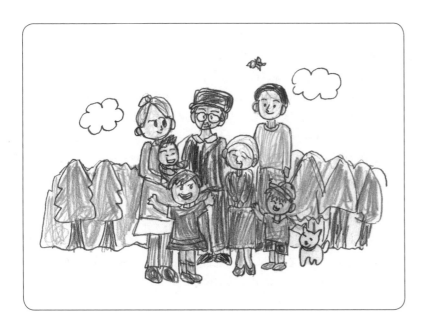

② 在宅ケア

　在宅ケアとは，「人々の生活の場である地域で展開される，健康障害や生活障害をもった対象者の状態の回復や維持，悪化予防などの手段を通じた援助過程であり，保健・福祉・医療の関連サービスを連携して生命と生活のクオリティを高めるために提供される包括的なケアである」[2] と定義されている。

　在宅ケアとは，看護職，介護職，医療職，福祉職，その他の専門職やボランティアなどの協力や支援により，療養者本人が希望する生活を実現することを生活の場で可能にするためのケアである。

　在宅医療とは，在宅ケアの一部であり，医師，歯科医師，薬剤師，看護師，理学療法士などが連携，協力して，医学的な管理，医療処置が必要な療養者のために，療養生活を支援することである。

③ 在宅看護

　在宅看護とは，「地域で生活しているおもに疾病や障害を持つ人々を含む一単位としての家族を対象に，看護師・保健師・助産師などの看護職が，それぞれ専門の看護を提供すること」[3] と定義されている。

　在宅看護の類義語として「訪問看護」が使われる。同義で扱われることもあるが，在宅という用語は，場を示しているのに対して，訪問という用語は，手段を示している。

　在宅看護を提供する機関には，訪問看護ステーションが行う訪問看護，病院や診療所等の医療機関が行う訪問看護，保健所や市区町村等の行政が行う家庭訪問，民間からの訪問看護などがある。

　訪問看護の目的は，以下のとおりである。

● 訪問看護の目的：「対象者が在宅で主体性を持って健康の自己管理と必要な資源を自ら活用し，生活の質を高めることができるようになることを目指し，訪問看護師は健康を阻害する因子を日常生活の中から見出し，健康の保持，増進，回復を図り，あるいは疾病や障害による影響を最小限にとどめ，また，安らかな終末を過ごすことができるように支援するために，具体的な看護を提供し健康や療養生活の相談にも応じ，必要な資源の導入・調整を図る（日本看護協会訪問看護検討委員会；1990年度）」[4] ことである。

　その活動内容は，看護の専門知識と技術を用いて対象者の健康問題にかかわる生活への支援および相談，指導，治療処置に関する援助である。必要な資源とは，社会資源（■）とも言われる。看護者は対象者に必要な社会資源を活用すると共に，在宅ケアチームである他の専門職者，非専門職者と協働しながら活動を展開する。

■社会資源[5]：社会的ニーズを充足するために活用できる制度的，物的，人的な分野における諸要素，または関連する情報のことで，自然資源に対置してこれらを社会資源と呼ぶ。具体的には，制度，機関，組織，施設・設備，資金，物品さらに個人や集団が有する技能，知識，情報など。詳しくは「地域・在宅看護学」改訂版（和泉比佐子・上田泉編）p.107 ～ 111 参照。

４ 在宅看護の対象と特徴

1）在宅看護の対象

　医療機関での看護が，医療法や保健師助産師看護師法，医療保険法，介護保険法などに基づいて行われているように，在宅看護も法的根拠に基づいて，保健師の家庭訪問，訪問看護ステーションからの訪問看護などが行われている。

　訪問看護ステーションからの訪問看護は，主治医，かかりつけ医の指示書が必要である。対象は，子どもからお年寄りまであらゆる年代であり，疾病や重症度など多岐にわたる。

　対象は療養者および家族も含まれるため，疾病の診断をまだ受けていない段階の人も含まれている。また，疾患の治療回復期，リハビリテーションなどの機能回復期，終末期（ターミナル）など時期もさまざまである。

2）在宅看護の特徴

　病院や施設等での看護と，在宅および訪問場面での看護の相違点はいろいろ挙げられる。しかし大きく違う点は，療養者本人が日々の生活を営み住んでいる場で，看護が行われるということであろう。看護師の立場から，以下の特徴が挙げられる。

- 在宅の場で援助を実施するにあたり，設備が整っている環境とは限らない
- 在宅の場では単独で援助することが多く，周囲にすぐ手助けできるスタッフはいない
- 療養者に看護が必要であったとしても，本人が訪問看護師を自宅へ招き入れてくれなければ，看護は提供できない

その反面，
- 援助を工夫せざるを得ないため，基本の知識と応用力が養われる
- 単独での援助が多いため，判断力が鍛えられる
- 人との関係を構築する能力が磨かれる

　当たり前のことであるが，人間誰もが，死ぬまで日々の生活を営んでいる。その人の営んでいる生活の場に足を踏み入れることが在宅看護の始まりである。人間を対象とした看護を考える場合，在宅看護はその人を深く理解し援助するには最適である。

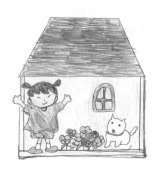

Ⅱ. 在宅看護過程の概念

1 在宅の看護過程とは

　看護過程とは，病気と健康に対する人間の反応を扱い診断を明らかにするため，専門職である看護師のアプローチである。それは，看護の基本的な実践方法である。看護過程は5つのステップ（アセスメント，診断，計画，実施，評価）に分けられている。それぞれのステップは連続的であり，実践においてそのステップは前後することもある[6]（6ページ図1-1）。

　看護過程は，看護を学ぶ時の必須内容であり，なぜ看護を実践するのかという根拠となるものである。5つのステップは日本語で言えば5段階である。各ステップは，看護過程のなかの一つの項目あるいは要素として用いられる。

　看護過程を展開するためには，情報収集能力，分析能力，コミュニケーション能力，クリティカルシンキングなど多様な能力を必要とする。

　The common thread uniting different types of nurses who work in varied areas is the nursing process−the essential core of practice for the registered nurse to deliver holistic, patient-focused care.（ANA HP より抜粋）[7]

　（さまざまな種類の領域で働くさまざまな分野で勤務する看護職の共通理念は看護過程である—その看護過程は，全体的に患者中心のケアを提供する看護師の実践の基本的なコアである。著者訳）

　たとえ働く組織が異なっていたとしても，さまざまな領域で働いていたとしても，看護師の共通理念であり，きわめて重要な実践のコアとなる部分，それが看護過程である。

　看護過程とは，療養者の情報からアセスメントし健康上の課題を見極め，そこにアプローチするために看護計画を立案し，実践し，評価し，またフィードバックして繰り返すという思考のプロセスである。すべては，健康課題を見極め，そこにアプローチするための根拠であるといえ

る。その原則は，在宅看護においても変わりはない。

在宅看護の対象者（療養者および家族）のもつ健康上の課題（健康課題）は，

- 疾患の状態と治療の経過
- 本人の健康状態，心理および社会機能
- 日常生活の状況
- 家族の状況
- 社会資源の状況

など，療養者本人の健康と生活を大きくとらえた上で，どこに健康上の課題（健康課題）があるのか，あるいは看護の援助が必要なのかを考えなければならない。

そのため，療養者および家族のそれぞれが現在，営んでいる生活，個別性を捉えて支援方法を考えることがより重要となる。

すべての疾患が完全に治るものではなく，慢性的に経過する疾患，完治が現状では望めない疾患も存在する。疾患を治す，症状を緩和することだけが目的ではなく，疾患をもちながら療養者の望む生き方，療養者と家族の日常の生活を支えるために，どのような看護が必要かを考える，そのために必須であるもの，それが看護過程である。

2 看護過程の構成要素

1）情報収集・アセスメント

療養者および家族の健康と生活の状況を全体的に把えるため，情報（■）を収集しアセスメントする。

■情報：アセスメントをするために必要な項目の内容や事情，状況である。

2）健康課題の特定（看護診断）

情報を収集しアセスメントした結果，関連図を活用したりしながら情報・アセスメントを統合し，健康課題を特定する。

健康課題は，看護問題，看護診断，ニーズという用語が用いられることもある。看護上，援助の必要な事項として考える。ここでは，健康課題という用語を用いる。健康上の問題ばかりではなく，対象者の強み（■）にも着目するという理由である。

統合すると自ずと理解できるはずであるが，健康課題の背景要因，影響要因を把握することが重要である。

■強み：看護としては，対象の方の健康レベルあるいは QOL が向上するためには，対象のもつどのような強みに働きかけたらよいのかという視点で捉える。後で詳細に説明する。

3）計画立案

長期目標，短期目標（■），具体的な看護計画を立案する。

■）長期目標：おおむね 1 年後。
短期目標：数週間あるいは 2 ～ 3 か月後。

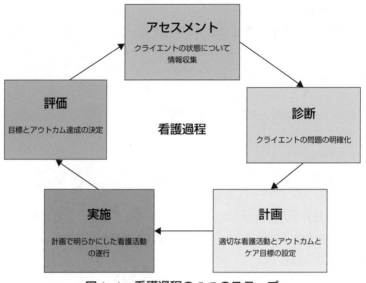

図1-1　看護過程の5つのステップ

療養者によっては長期的に援助を継続する場合も多々ある。長期的な目標に沿って，現在できる達成可能な短い目標を設定する。

4）実施

看護計画に沿って，看護援助を実施，実践する。

実施には，対象者の情報，看護者の判断，看護者の実施およびそれに対する対象者の反応などが含まれる。

5）評価

実施した結果，成果（アウトカム）はどうであったか，今後，この健康課題はどうするべきか評価する。評価の結果は，すべての段階あるいは再アセスメントに活用する。

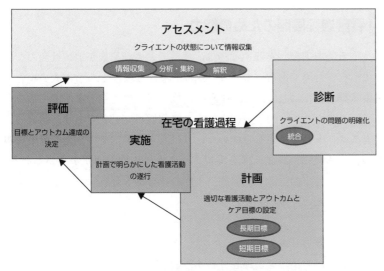

図1-2　在宅の看護過程（筆者＆学生で作成）

著者が，在宅看護の講義で看護過程を教授するときに，看護過程と在宅の看護過程は原則，同じであるが若干異なると考え，学生にアイディアを出してもらい作成した。5つのステップはらせん状である。

Ⅲ．在宅看護過程の展開

1 展開の特徴

　在宅看護の対象は療養者および家族であり，家族員それぞれの健康と生活を考える必要があり，家族全体の健康も考える必要がある。療養者によっては看護師との関わりが長期にわたる場合もあり，関係が年単位で長く続くこともある。しかし，1回の訪問時間は短時間である。その短時間で看護師は援助を実践しなければならないが，療養者の生活は24時間，毎日続くのである。訪問時間以外の療養者の生活のイメージを膨らませ，予測して，援助を行うことが求められる。

● 初回面接あるいは初回訪問の前には，限られた少ない情報からアセスメントする必要がある
● 療養者に関わる関係機関からの情報，長期に関わった場合の長期間の情報，家族や生活に関する情報など，膨大な情報からアセスメントすることもある
● 疾患中心の見極めだけではなく，療養者をとりまく家族や生活などさまざまな領域から総合的な判断が必要となる
● アセスメントの結果，健康課題を特定するときには療養者および家族の強みも重視する必要がある
● 計画と評価は，長期的な視点と短期的な視点の両方が必要である

2 看護過程展開のための能力

　在宅看護を実施，実践する場は，療養者および家族が地域社会のなかで生活を営む場である。つまり，情報を収集する時から，本人の疾患や健康状態だけではなく，どのような周囲の人々や環境のなかで生活を営んでいるのかという幅広い視点からの情報収集が必要であり，総合的にアセスメントした結果を見極めなければならない。そのうえで健康課題を特定する時に，いま，何を重視すべきか優先性の判断が必要となる。さまざまな人々の生活や価値観，人間の総合的な理解，環境など，多岐にわたる知識と経験が必要となる。

■感性と想像力を働かせる経験：後に詳細に説明する。

- ●感性と想像力〔■〕
- ●幅広い領域の情報を整理し分析する力
- ●疾患だけにとらわれない人生，生活，価値といった総合的な理解力
- ●現実の生活とあるべき理想の生活を考える力
- ●人間のもつ強み，長所を見つけだす目を鍛える
- ●人間の強みに働きかける方法を理解する

　以上の看護過程を展開する能力が求められる。

3 在宅看護における強みのポイント

　高齢化の進展に伴い疾病構造が変化し，誰もが何らかの病気を抱えながら生活をするようになる中で，「治す医療」から「治し，支える医療」への転換が求められている[8]。

　在宅医療は，住み慣れた地域で自分らしい暮らしを続けていけるよう，疾病のみならず，何らかの障害を抱え生活している者とその家族への健康相談，健康支援を実践している。また，血糖測定から人工呼吸器の管理といった広範囲にわたる医療処置，服薬継続や看取りなどのさまざまなニーズが増えてきている。そのため在宅看護では，問題点を探すのではなく，療養者とその家族のできることに着目した「強み」に重きをおき，その人の意思を確かめ，その人らしさを支えていく必要がある。

1）強みとは何か

　広辞苑第 7 版[9] において，強みとは「強いこと / また，その程度 / 頼んで力とするもの / たよりになる点」という記載がある。看護における強みとしては，エンパワーメントのほかに，ウェルネスとストレングスモデルなどが知られている。今回は，ウェルネスとストレングスモデルについて，以下に，その概要を説明する。

●ウェルネス

　ウェルネスとは，健康を身体の側面だけでなくより広義に総合的に捉えた概念で，米国のハルバート・ダン医師が提唱した「輝くように生き生きしている状態（1961）」とした代表的な定義がある[10]。ウェルネスの概念は普遍的であり，現在は「身体の健康，精神の健康，環境の健康，社会的健康を基盤にして，豊かな人生をデザインしていく生き方」[10]と提唱され，QOL（生活の質，人生の質）の向上を重視した考え方である。

　人びとがそれぞれもつ健康観やライフデザインは千差万別であり，個々人が望む健康のための行動を支え，より良く生きる方法を自らの力で選択できるように関わることを目指している。

●ストレングスモデル

　ストレングスモデルとは，「すべての人は目標や才能や自信を有しており，また，すべての環境には，資源や人材や機会が内在していると見る」[11]という根本的な考え方である。そして，「問題より可能性を，強制ではなく選択を，病気よりむしろ健康を見るようにする」[11]という「できること」に着目し，希望や目標の実現にむけて，その人がもつ強み（Strengths）を活かし生活を支えていく科学的方法（モデル）である。

　ストレングスには，その人の「性質/性格」「技能/才能」「関心/熱望」「環境」の4つの視点が含まれており，その人の個性や人柄，その人のもつ才能やこれまでの経験，その人が強く望んでいるもの，その人を取り巻く制度，社会資源（人的・物的資源），住環境など多方面から捉え，「その人のもつ強み」を理解していくことが望ましい。

2) ALS 患者の強み　〜インタビューを通して〜

　Amyotrophic Lateral Sclerosis（以下，ALS）は，運動ニューロンが変性・消失していく原因不明の疾患で，国の指定難病に認定されている。疾患の進行に伴い，自分の意思で身体を自由に動かすことができなくなり，日常生活においては全般的に他者の介助を必要とする。また，呼吸困難が生じると最終的に気管切開下陽圧換気（Tracheostomy Positive Pressure Ventilation：以下，TPPV）の選択をしなくてはならない。

　このように ALS 患者は，告知から症状進行までの長期間に渡って，さまざまな場面での苦悩や恐怖，生死への葛藤が生じている。そのため，ALS 患者の強みを見出していくことは大変困難であると思われるが，彼らは力強い意思を示してくれた。筆者は，TPPV を選択した ALS 患者の価値観に関する研究を実施したことがあり，その際に得た ALS 患者の強みについてのエピソードを記述する。

●疾患とともに生活をデザインする強み

　TPPV を選択した ALS 患者は，生活全般に介護を要するため，国の制

度や社会資源について自ら進んで情報収集をしていた。彼らは，家族に経済的負担や介護負担をかけたくないという強い思いと，QOL向上のために，人的資源や物的資源を積極的に取り入れた。介護を受けるという行為に抵抗を示すこともあったが，患者会などでALS仲間に相談をして価値観を柔軟に変えていった。そして，介護者や医療者に対して，諦めることなく繰り返し要望を伝え，長い年月をかけて関係性を築きあげた。さらに，さまざまな学習や経験をしたからこそ，誰もが平等で安心して生活できる社会を目指すという考えが生まれた。

これらのエピソードの中には，たくさんの強みが存在している。彼らは，情報収集能力や学習能力に長けており，より良い生活のビジョンをもちながら環境を整える力を身につけている。また，他者の介入を受け入れていく柔軟性があり，周囲も彼らを応援し協力している。この人的資源も強みといえる。

●生死と対峙する強み，目標をもち生きる強み

ある ALS 患者は，TPPV を選択しないと決めていた。しかし，死の恐怖を体験し命そのものの重みを自覚した。その後も，自身の生死について幾度も向き合い，生きることを決め TPPV を選択した。その当時の心境を，迷いがある中で最終的には死ぬのが怖いから生きることを決めたと率直に語った。もうひとりの ALS 患者は，家族の支えがあって TPPV を選択した。TPPV 選択後は，1 つひとつ目標を決め達成することを信念としていた。その理由を大切な仲間を何人も失い，その人たちの分まで生きると誓ったことを家族の前で語った。

彼らは疾患を抱えながらも，生きることを自分の意思で決定し，その気持ちを他者に表明できる強さをもっていた。また，命の大切さとこの瞬間は唯一無二であることを理解し，目標をもちながら生きようする強みがあった。

3) 強みをひきだす支援

本来，人は未知数の強みをもっている。たとえ身体が不自由でも，物事について考え選択し，それを他者に表明する力がある。仮に意思を伝えられなくとも，これまでの生活史（思いや経験）を知る家族（地域住民を含む）がいて，その意向をくみ取る医療者が傍にいるはずである。この強みについての考えを基に，在宅医療に携わる医療者は，療養者とその家族のもつ長所を見つけだし，実現可能な日々の目標を提案していく必要がある。

強みをひきだすためには，まず自己の強みを知る機会をもつことが1番の近道になると思われる。医療者は，他者と話す，本を読む，ボランティア活動，芸術にふれるといった多くの経験を通して感性を磨き，「その人の良さ」，「才能」などの想像する力を働かせ支援にあたって欲しい。

また，支える立場という意識は取り払い，療養者とその家族から習い，ともに考え実践していく姿勢をもつことも大切である。

カンファレンスや多職種との協働は，情報の共有や活発な意見交換によって，療養者とその家族の強みを総合的に捉えることができる。同時に，論点の違いや価値観の相違を振り返ることができ，それは医療者自身の傾向や強みを自覚する貴重な機会となり得る。

現在の在宅看護は，他領域のアプローチを応用，エンパワーメントやパートナーシップなどの技術を活かした支援を試みているが，強みをひきだす明確な方法は確立されていない。一例であるが，国外文献で8つのコアバリューの観点から療養者とその家族にケアを実践するという，強みに基づく看護（Strengths-Based Nursing ■）の有効性が示されている。これからも，さまざまなアプローチに注目し，強みをひきだす支援を研究し，確立させていく必要がある。

■ Strengths-Based Nursing（SBN）は，療養者やその家族の強み（内面と環境因子）をひきだす科学的方法。エンパワーメント，自己効力感，希望の原則に基づき，「Health and Healing：健康と癒し」「Uniqueness：独自性」「Self determination：自己決定」「Collaborative Partnership：協力的なパートナーシップ」などの相互に関連する8つの強み（コアバリュー）によって構成されている。Gottlieb LN.：Strengths-Based nursing, p 24-32, AJN, 2014

○在宅看護の概念，看護過程の基本的要素を理解できる。
○在宅の看護過程における看護職の役割は，対象者の健康および生活の向上のため，看護過程の展開能力の向上が必要であることが理解できる。

● 引用参考文献

1) 新村出（編）：広辞苑第7版, p1140, 岩波書店, 2018
2) 日本看護協会編：保健婦（士）業務要覧第9版, p418, 日本看護協会出版会, 1999
3) 渡辺裕子：家族看護学を基盤とした在宅看護論Ⅰ概論編, p43, 日本看護協会出版会, 2007
4) 川越博美・山崎摩耶・佐藤美穂子（編集），最新訪問看護研修テキストステップ1-①, p88, 日本看護協会出版会, 2009
5) 秋元美世・芝野松次郎・森本佳樹他（監修）：現代社会福祉辞典, p189, 有斐閣, 2003
6) Patricia A, Potter., Anne G, Perry : Fundamentals of nursing, 7th ed, UnitⅢ-16 Nursing Assessment. p231, Elsevier, 2009
7) ANA（American Nurses Association）ホームページ：http://www.nursingworld.org/EspeciallyForYou/What-is-Nursing/Tools-You-Need/Thenursingprocess.html
8) 厚生労働省：厚生労働省の医政局が実施する検討会等　在宅医療及び医療・介護連携に関するワーキンググループ　https://www.mhlw.go.jp/stf/newpage_21331.html
9) 新村出（編）：広辞苑第7版, p1967, 岩波書店, 2018
10) 荒川雅志（著）・NPO日本スパ振興協会（編著）：ウェルネスツーリズム ―サードプレイスへの旅―, pp2-6, フレグランスジャーナル社, 2017
11) チャールズAラップ・リチャードJゴスチャ（著）・田中秀樹（監訳）：ストレングスモデル リカバリー志向の精神保健福祉サービス（第3版）, p45, 金剛出版, 2014

第2章 在宅看護過程の展開──アセスメント

- ●在宅の看護過程のアセスメントとは何かを理解する。
- ●在宅の看護過程のアセスメントの情報収集の項目と視点を理解し，活用できる。
- ●在宅の看護過程のアセスメント方法を学ぶ。
- ●家族を一つの単位として捉える視点を学ぶ。

Ⅰ．在宅看護過程のアセスメント

1 アセスメントとは何か

　アセスメント（assessment）は，評価，査定，見積もり，という意味である[1]。

看護師国家試験出題基準とアセスメント

　直近の看護師国家試験出題基準[2]において，地域・在宅看護論の中・小項目では，アセスメントという用語に着目した場合，在宅療養者の生活機能のアセスメント，食事摂取能力のアセスメント，排尿・排便のアセスメント，清潔のアセスメント，移動能力のアセスメント，コミュニケーション能力のアセスメントと使われている。

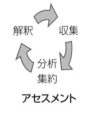

解釈　収集

分析
集約

アセスメント

　アセスメントは，看護学においてもはや使い慣れた用語であり，さまざまな領域，分野，項目，症状のなかで，<u>アセスメントできること</u>が望まれている。「アセスメントできる」とは，一つの技術，能力である。

　看護においてアセスメントは，看護過程の最初の段階として位置づけられている。看護過程におけるアセスメントは，<u>情報の収集・分析・集約・解釈のプロセス</u>であり，看護の対象となる人々に最適な看護を提供する上で重要な段階である[3]（下線：著者）。

看護過程もプロセス（■）であるが，「アセスメント」もプロセスであるということである。

■プロセス：プロセスとは，
1）手順・方法。「作業の―」。
2）過程・経過・道程である[4]。

アセスメントはプロセス

　看護過程記録を書く場合，アセスメントの部分は解釈した結果，結論を書く，と思っていたりしないだろうか。それはおそらく，アセスメントの時に指摘される点は，「どういうことなのか？」と結論を求められるからである。しかし次に述べるようにアセスメントはプロセスである。

　プロセスである，という認識で必要なことは，基となる情報の流動性である。情報は時間の経過とともに変化するものもある。現在，把握している情報でベストな解釈をする，これがアセスメントである。

2 情報の収集・分析・解釈・判断（■）

■判断：真偽・善悪・美醜などを考え定めること。ある物事について自分の考えをこうだと決めること。また，その内容。判定。断定[5]。

　「情報の収集」では，人間の健康についてのアセスメントの枠組みを用い，コミュニケーション技術を活用して，目的的，系統的に身体や心理・社会的な情報を収集する。そして，得られた情報を「分析」し，それらを「集約」して「解釈」を行い，看護の視点から問題（解決を要することがら）や強み（看護活動に活用できるその人の長所）を判別し，最適な看護を導きだす根拠を明示する[3]。

　上記によれば，情報を収集した後，分析をして集約をして解釈をするということ，つまり，最終的には問題や強みを明確にし，その根拠を明らかにするためにアセスメントをするわけである。

　そのため，最終的には解釈，結論，判断という用語が使われている。どれも妥当であると考えるが，決める，見極めるという意味を重視し，ここでは，「分析・解釈・判断」と用いる。ある基準，情報，論理などに基づいて，自分の考えを決めること，その決めた内容である。

　本人および家族の在宅の療養生活を全体的にとらえるために，情報を収集する（章末表 2-1 参照）。さまざまな情報源はあるが，主なものは本人および家族，主治医および医療機関，ケアマネジャー（介護支援専門員）および居宅介護支援事業所，その他の在宅サービス関係者および関係機関である。人から得られる情報もあれば，訪問看護指示書，ケアプランなど記録類から得られる情報もある。それらの情報について，情報源といつの時点の情報なのか明確に記載する必要がある。

1）情報収集の方法

　療養者本人および家族の初回の面接は，その人の自宅以外に，病院や居宅介護支援事業所の時もある。初回面接はインテーク（■）とも言われており，初めて出会う療養者本人あるいは家族との面接の態度は特に重要である。

　初回訪問においては，療養者の自宅に到着するまでの地域の特徴，家の特徴，移動手段など多くの情報を収集することができる。

　本人や家族からの情報以外に，関係者から得られる情報もある。看護師が訪問するということは，訪問看護を利用するきっかけが存在するはずである。どのようなきっかけであったのか，訪問看護利用をどのようにとらえているのか，訪問看護への期待など利用の経緯も把握することが必要である。

　看護師はさまざまな療養者，療養者に関わる関係者と出会うわけであるが，相手の方と信頼関係を構築し，看護師としてどのように関わるのか，その看護師の態度がとても重要である。その態度如何によって，得られる情報の質が変わるからである。

2）情報収集のポイント

　初回面接や初回訪問，毎回の訪問，関係者からの情報など在宅の療養期間が長くなればなるほど，情報量も増えてくる。情報を整理しながら，今，得なければいけない必要な情報を判断しながら収集することが重要である。

　例えば，看護師が訪問した時に療養者のバイタルサインを測定した結果，血圧が高かったとした場合，看護師はまず，どのような情報を収集するだろうか？

　療養者の服薬状況，血圧の経過，訪問前までの活動状況，食事の状況，心理面の状況，睡眠状況など。なぜ，血圧が高くなるのだろうか？どんなことが影響されるのか？何を聞いたら判断できるのか？

　看護師は，現状の健康状態を把握し，危険性の判断をし，今後の経過を予測し，いまの生活で問題となること，強みを判断し，看護を実施するために情報を収集する。その情報は系統だって収集しなければならないが，実際に療養者へ確認するときには，相手が応えやすいようにしながら把握するという技術が必要である。

3）プライバシーの保護，守秘義務

　看護師は，療養者の自宅へ訪問するため，さまざまな情報を知り得ることになる。知り得た情報の管理，守秘義務の徹底が重要である。在宅看護では，看護を提供する施設から療養者の住む場所への移動がある，という特徴がある。その移動の最中も細心の注意を払う必要がある。

　移動手段が公共交通機関の場合，自転車や自動車の場合，さまざまな

■インテーク：インテークは初回面接あるいは受理面接とも訳され，最初に利用者の訴えを聞き出す作業である。アセスメントはニードアセスメントあるいは包括的なアセスメントともいわれ，利用者のニードをさまざまな側面から把握する作業である[6]。

事故に遭遇する可能性もある。また，共に行動する人が存在する場合もある。会話や行動にも気を付けなければいけない。

万が一，実習記録を紛失した，あるいはデータが盗まれた場合において個人が特定されないよう記録の書き方*，管理の仕方について取り決めをしておく必要がある。

＊例）
○氏名：アルファベットＡ氏Ｂ氏
○年齢：生年月日は記入しない ○○代
○居住地：記入しない
○職業：具体的な職名は記入せず会社員，など抽象化して記入する

3 アセスメントの目的

アセスメントの目的は，情報を収集し，分析，集約，解釈し，療養者が必要とする看護の援助を判断するために実施する。対象が抱える問題点や優先度を判断し，看護の方向性を明確化することにつながる。

必要な看護の援助を正しく判断するためには，はじめに，療養者の健康課題を把握し，その課題の原因と思われる状況や要因を把握しておかなければならない。アセスメントは，健康課題を特定し，その後の看護計画，すべてに影響を及ぼすものである。

4 アセスメントの視点

アセスメントの解釈，判断までたどりつくことが必要である。療養者および家族の日常生活の現状を包括的に把握すること，理想の生活を想定することが大切である。

すべての看護の援助はアセスメントに影響される。アセスメントを仲間，指導者と共有してアセスメント能力を獲得していく姿勢が必要である。

アセスメントのポイント
- 療養者および家族は日々どのような思いで暮らしているのか
- 療養者および家族の健康の状態はどのような状態であるのか，その状態でどのような生活を送っているのか，本人がどのような環境のなかで生活を送っているのか，周囲の環境も広くとらえてアセスメントすることが必要である
- このままの生活を継続して送っていった場合，どのようなことが予測できるのか，長期的な展望をもってアセスメントすることが必要である

Ⅱ. 様々なアセスメント枠組み

アセスメント枠組みは，対象者を系統的，包括的に把握し，看護計画，実施に導くための手段である。ここでは，看護学あるいは福祉関連の領

域で用いられている枠組みを参考に挙げ，在宅で必要な視点，活用できる点について述べる。

1 オレムの普遍的なセルフケアの要件（要素）[7]

1) 十分な空気摂取の維持
2) 十分な水分摂取の維持
3) 十分な食物摂取の維持
4) 排泄過程と排泄物に関するケアの提供
5) 活動と休息のバランスの維持
6) 孤独と社会的相互作用のバランスの維持
7) 人間の生命，機能，安寧に対する危険の予防
8) 人間の潜在能力，既知の人間の能力の限界，および正常でありたいという要求に合致する，社会集団の中での人間の機能と発達の促進（正常性）

　オレムのいう普遍的セルフケア要件は生命に欠かせない身体面，心理社会面，スピリチュアル面の要素を含み，人間としての機能を遂行するのに重要なものである。オレムは普遍的セルフケア要件以外に，発達上のセルフケア要件，健康逸脱によるセルフケア要件を明らかにしている。

　セルフケアとは，その人自身の機能と発達を調整するために，自分自身や自分の環境に向けた活動を自発的に開始し実践することであり，生命，健康，安寧の維持を目的としている。

　セルフケアは全体として，自分自身のケアのために個人が毎日，意図的に行うすべての活動から成り，これらの活動はセルフケア行動と呼ばれる。つまり，セルフケアは健康にとって基本的なもので，個人に必要とされるすべてのものである。

　基本的に人間は個人だけではなく他者によるサポートを得て健康を維持している。上記の8つの項目を具体的に把握するという視点が必要である。

　把握するときには，例えば，療養者本人の ADL・IADL との関連をみる，サポート状況との関連をみる，その人のおかれている環境との関連をみる，社会的な相互作用との関連でみる，社会的・文化的な慣習との関連でみる，過去から現在までの経過をみる，危険性はないかみる，というように，多角的に把握することが必要である。また，各項目間も関連させてみることも必要である。

2 機能別の健康パターン（ゴードン）[8]

1) 健康知覚 / 健康管理

 2）栄養 / 代謝

 3）排泄

 4）活動 / 運動

 5）睡眠 / 休息

 6）認知 / 知覚

 7）自己知覚 / 自己概念

 8）役割 / 関係

 9）性 / 生殖

10）コーピング / ストレス耐性

11）価値 / 信念

 ゴードンの機能的健康パターンは，日本の臨床でよく用いられている。
在宅においても，上記の 11 項目は活用できる。
療養者の健康状態については，2）3）4）5）6）9）が該当する。
療養者の健康意識と保健行動については，1）が該当する。
療養者の心理社会機能では，6）7）8）10）11）が該当する。
療養者の生活状況では，2）3）4）5）7）8）が該当する。
療養者の社会的状態では，8）11）が該当する。

3 ICF [9)]

 正 式 名 称 は International Classification of Functioning, disability and
Health。日本語では「国際生活機能分類」と訳されている。
 人間の生活機能と障害に関する状況を記述することを目的とした分類
であり（図 2-1），健康状態，心身機能，身体構造，活動と参加，環境
因子，個人因子から構成される。心身機能，身体構造，活動と参加，環
境因子には合計 1,424 の分類項目が示され，一方，健康状態，個人因子
には提示された項目はない。

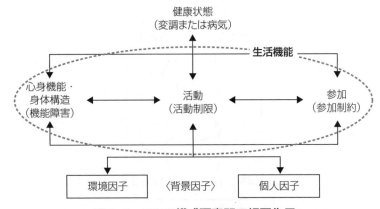

図 2-1　ICF の構成要素間の相互作用

各要素の定義
● 心身機能：身体系の生理的機能（心理的機能を含む）
● 身体構造：器官，肢体とその構成部分などの，身体の解剖学的部分
● 活動：課題や行為の個人による遂行
● 参加：生活・人生場面への関わり
● 環境因子：人々が生活し，人生を送っている物的・社会的・態度的
　　環境
● 個人因子：個人の人生や生活の特別な背景

　この分類は，看護職のみならず，保健医療福祉の関係者が共通理解しやすい概念の枠組みとなると考える。

Ⅲ．家族のアセスメント

1 家族のアセスメントとは

　在宅看護過程では療養者のみならず家族成員も対象としていることに特徴がある。療養者を含めた家族全体が自立した在宅生活を継続するための支援方針を検討するには，まず家族の全体像を理解することが重要である。
　フリードマンは家族を「絆を共有し，情緒的な親密さによって互いに結びついた，家族であると自覚している2人以上の成員からなるもの」[10]と定義している。家族成員同士に血縁関係が存在するかどうかにかかわらず，心理的に強い心の結びつきを感じていれば家族であると捉えることができる。したがって，看護師自身が抱く家族像という先入観にとらわれずに療養者の家族を理解する姿勢が不可欠である。
　家族に対する理解を深めるために，家族システム理論を紹介する。家族システム理論では，家族成員同士が相互に関連し合う小集団として家族を1つのシステムとみなす。家族システムの中には，夫婦関係，親子

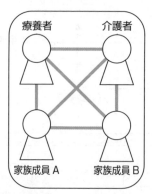

図2-2　相互に影響し合う家族システムのイメージ

関係，兄弟姉妹関係という小さな単位から成るサブシステムが存在する。家族システムは家族員・サブシステムの集合体と捉えることができる。

フリードマン[11]は，家族看護過程について，以下のとおり述べている。

1）家族アセスメントでは，①個々の家族成員，②家族システム，の双方に焦点を当てることが重要である。

2）家族システムという背景の中で家族成員を捉えなければ，個々の家族成員を適切に理解することはできない。

個々の家族成員をアセスメントすることに加えて，サブシステムという家族成員同士の関係性にも着目してアセスメントすることが必要である。それらのアセスメントを統合することで，対象となる家族システムを理解することにつながる。

2 家族のアセスメントの視点

家族アセスメントについて，1）家族システム内部，2）家族システム外部，の2つの視点から，注目すべき要点を本稿では述べる。

1）家族システム内部のアセスメント

（1）個々の家族成員に対するアセスメント

はじめに，家族を構成する各家族成員の生活状況や健康問題を幅広く把握する。把握した情報を基に，家族成員を個々にアセスメントする。家族成員の全員を網羅的にアセスメントする必要はないが，同居か別居かを問わず，どの家族成員までアセスメントするべきかをその都度判断する必要がある。

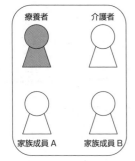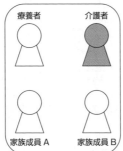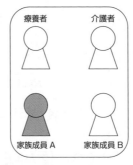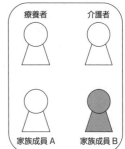

図 2-3　個々の家族成員に対するアセスメント

（2）家族成員間のサブシステムに対するアセスメント

家族成員間の関係性に注目してサブシステムに対するアセスメントを行う。看護師が訪問する時間帯に仕事や学校などのために不在である家族成員の関係性をアセスメントする際には，療養者や介護者との会話から関係性のアセスメントに必要な情報を把握する。しかし，一方からの聞き取りだけではアセスメントに偏りが生じる可能性がある。可能な限

り，双方から中立の立場で話を聞き取ることや，両者がコミュニケーションを行う場面の観察を通じて把握することで妥当性のあるアセスメントを行う。

　療養者と家族成員の関係性について，療養者に対して各家族成員が果たしている役割と併せて関係性を理解する。また，療養者が要介護状態に至る以前の両者の関係性も考慮する。家族成員間の関係性の理解には，看護師が観察した一時点の状況をもって判断するのではなく，家族の歴史を遡って捉えることが必要である。

　介護者と家族成員の関係性について，例えば，療養者と同居する長女が介護に疲弊して療養者の施設入所を検討している状況において，別居の次女が「施設に入れるのは可哀想だから，自宅で介護してあげたほうが良い」と異なる意向を述べることがある。介護者と他の家族成員の意向がずれることで，対立的な関係性が生じる。介護分担がどのように行われているかと併せて関係性をアセスメントする。

　他の家族成員同士の関係性は，療養者と介護者に直接的には影響を与えないが，家族成員A-Bの関係性の不和が，家族内に緊張感を生じさせることがある。家族内に生じた緊張感から，間接的に療養者や介護に関するコミュニケーションの機会も減少する恐れがある。他の家族成員同士の関係性も理解することが，家族の介護力をアセスメントするための糸口となることがある。

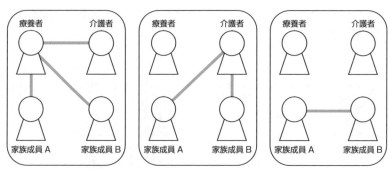

図2-4　家族成員間のサブシステムに対するアセスメント

(3) 家族システム全体に対するアセスメント

　(1)，(2) のアセスメント結果を統合させることで，家族を1つのシステムとして捉えることができる。療養者や介護者の意向を収集しながら，対象となる家族の介護力や，介護が継続的に安定して実施できる体制となっているかどうか家族システム全体を見渡し，アセスメントすることが重要である。また，個々の家族成員の背景にある家族システムを捉えることで，個々の家族成員の発言や行動の意図が明確になることがある。したがって，個々の家族成員と家族システムのアセスメントを繰り返し循環させるように行うことで，対象の家族像がより明確に浮かび

上がってくる。

　なお，家族の構造，家族の機能，家族の発達過程，家族の危機を理解することで，家族システムをより深く捉えることが可能になる。これらの項目については，地域・在宅看護学 第1章 Ⅶ. 在宅療養者の家族への看護 [12] を参照のこと。

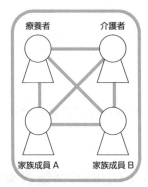

図2-5　家族システム全体に対するアセスメント

> ◆　**家族システムとグループダイナミクス**
>
> 　家族成員の人数が多ければ多いほど，家族の介護力が高くなるとは限らない。では，それはなぜだろうか。家族システムの中ではグループダイナミクスが作用しているためである。例えば，「主介護者が他の家族成員の同意を得ずに介護の役割分担を決定したが，他の家族成員は不満を感じていたため，介護が十分に実施されない」という状況が考えられる。家族の介護力を高めるためには，家族成員同士の関係性が良好に保たれていることも重要であり，看護師がグループダイナミクスのパターンを理解することは有効な家族支援につながるであろう。

2) 家族システム外部も含めたアセスメント

　家族システムと関係を有する外部組織との関係性や，地域コミュニティにおける位置づけを理解する。例えば，人口減少により医療機関経営の継続が難しい町で医療機関が撤退すると，住み慣れた町で暮らし続けることが困難になる療養者が存在する。このように，家族システム外部の社会資源は，個人や家族の健康や生活に大きな影響を与える。

　対象となる地域に療養や介護をサポートする社会資源が存在するかどうかとともに，社会資源が有効に機能しているかという社会資源の質についてもアセスメントする。

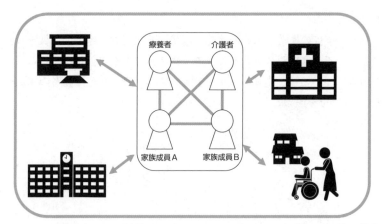

図 2-6　家族システム外部のアセスメント（Friedman[13] を参考に著者が作成）

Ⅳ. アセスメントのための情報収集の項目と視点

（表 2-1, p29 参照）

1 アセスメントの留意点

　さまざまなアセスメント枠組み，アセスメントのための情報収集の項目が多く存在している。この表は，著者らが検討したうえで，かなり多くの量の項目を示した。もちろん，すべての項目を同時にアセスメントできるわけではなく，これらは最大限で示したものである。

　情報の量が膨大であると，どう整理したらよいのか収拾がつかなくなることもある。それらの情報を整理して，自分が訪問へ行く時には，どんな情報を得る必要があるのか，優先順位を考えなければならない。

2 枠組みのとらえかた

　大まかには，①基本情報，②療養者の状況，③家族の状況という 3 つの枠組みでとらえている。Ⅰ基本情報とⅤ社会資源の利用を，①基本情報のアセスメントとして，Ⅱ療養者の健康状態とⅢ療養者の心理社会機能を，②療養者本人の状況のアセスメントとして，Ⅳ家族の状況と介護状況を③家族の状況のアセスメントとして，位置づける。

3 項目別のアセスメントポイント

1）基本情報

　療養者および家族の基本的な情報である。どこに，誰と，どんな住宅に住み，どんな仕事をしているのかを全体的に把握する。在宅で療養生活を送る上で，住居や周囲の地域環境，医療やサービスにかかる費用，経済状況などを把握し，負担はないか判断することが必要である。

①家族構成

　同居している家族構成，別居しているが本人の療養生活に関わる家族の構成を把握する。療養者以外の家族の健康状態や続柄，職業などを把握する。療養の協力体制を判断するために，介護が必要な家族員，別居家族との移動距離なども把握する。

②住環境

　住居形態や築年数，間取り，部屋数，広さなどどのような住居で生活しているのかを把握する。その住居にどのくらい住んでいて住み心地はどうか，どのような思いがあるのかを把握する。療養者の健康に影響を与えそうな環境はあるのか，療養する上での安全面ではどうか，介護しやすい環境なのかなどを把握し，療養生活を送る上で住みよい住環境になるように検討する。

③地域環境

　自宅の周囲の自然や施設なども含め地域環境を把握する。食料や日用品などの買い物はどのようにしているのか，利便性はどうかなどを把握する。また，その地域の安全性や防災体制はどうなっているのか，療養者や家族の活動する範囲で危険なものはないかなどを把握する。町内会，サービス機関などその地域に活用できそうな資源はあるのかなどを把握し，療養者と一緒に療養生活を送る上で活用できる資源があるのか検討する。

④職業・健康保険・経済状況

　療養者および家族の職業，健康保険，経済状況などを把握する。世帯の家計の状況，収入，支出をおおまかに把握し負担状況を判断するためである。医療費や社会資源を利用するということは，経済的負担が生じる。その負担の感じ方は人それぞれである。療養生活を送る上で経済的負担が療養者の健康状態に影響を及ぼしていないか判断することが必要である。

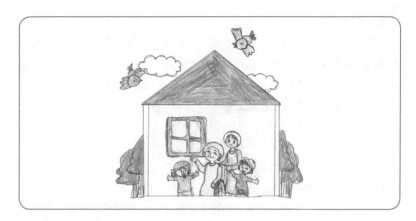

2）療養者の健康状態

　療養者の医療状況，生物身体面の機能だけではなく，精神面の機能も含めて，その人の全体の健康状態を把握する。その人の疾患，治療状況，症状，日常生活行動と各項目を把握するとともに，包括してその人の全身状態を把握することが必要である。

①医療状況

　療養者が疾患を持っているということは，発病から今までの経過があるはずであり，その経過をとらえること，今はどの時点にいるのかという予測と判断が必要である。現在，どのような自覚症状，他覚症状が出現し，症状の出現時期，程度を把握する。さらに，どのような受療状況であるのかを把握し，疾患の管理状況はどうなのか全身状態を判断する。

②生物身体機能

　療養者の疾病をふまえて，その症状によって日常生活のなかで影響を及ぼしている部分はどの部分なのかを把握し，判断することが必要である。ADL/IADLはどのように行われているか，ADL/IADLとともに療養者の生活習慣，対処行動なども把握し，自分で行える部分，介助が必要な部分を検討する。また，バイタルサインズ，身長，体重とその変動など全身状態の総合的な把握をする。療養者の健康意識と保健行動などについても把握し，全身の健康状態に影響を及ぼす要因はないかなど判断する。

③精神機能

　療養者の表情，身なりなど外観を観察し，精神状態などを把握することが必要である。意識，知能，認知，記憶・記銘，見当識など認知機能の判断も重要である。疾病や老化により認知機能に問題は生じていないか，療養生活を送る上で危険な場面はないのか判断することが必要である。日常生活に支障をきたすような精神状態の変調や障害はないか把握していくことも必要である。

3）療養者の心理社会機能

療養者の心理社会的な機能の把握である。その人の日常生活を全体的に把握するところである。生活時間，生活習慣など，どんな生活をしているのか，どんなふうに療養生活を送り，どんな思いで暮らしているのか，その人の生活，人生を考えてみる。その人の家族に対する思いや，周りの人々との交流や社会とのつながりはどうか，その人の大切にしていること等，その人の価値観，QOLを考えてみる。

①暮らし方

1日の生活リズム，日課，週単位の過ごし方，季節による変化などを把握することで，療養者の暮らし方をイメージする。活動範囲，ライフスタイル，生活意欲など，過去から現在までの生活状況はどうか，今後への生活への思いを把握し，暮らし方が健康状態に影響を及ぼしていることはあるか検討する。

②家族に対する思い

療養者の家族全体あるいは個々の家族成員への思いを把握する。家族の中における自己の存在に対する認識，介護を受けていることへの思いなどを把握し，家族に対してどのような思いがあり，療養者は家族の中でどのような存在，役割であると認識しているか思いを把握する。

③社会性，社会交流

療養者の外出の機会，頻度，近隣，友人との交流状況などを把握し，社会性を判断する。また，社会の出来事への関心やコミュニケーション能力などを把握し，療養生活を送る前後での変化はあるのか把握する。変化があるとすれば，そのことについてどう思っているのか，今後の友人や周囲の人々との交流やその希望などについて把握し，現状維持でよいのか，改善すべき点があるのかにについて検討する。

④在宅生活の選択の意思

療養生活への意思，意欲，希望，不安などの思いを把握する。また，自己の疾患や障がいに対する認識，生活の楽しみ，生活のはりなども把握する。疾患をもち療養生活を送る上でいまの生活の中で楽しみや生きる力，暮らす力になっていることはどのようなことか把握し，療養者の持っている力を支え療養生活を支援する。

4）家族の状況と介護状況

家族成員のそれぞれの健康状況を把握し，家族全体の健康状況，家族のもつ力を把握するところである。家族成員それぞれの健康と生活を考える。また，介護者がいる場合，その内容についても把握する。

ⅰ　家族の状況

①家族同士のコミュニケーション

　家族の役割分担や意思決定，情緒的交流は，全て家族のコミュニケーションによって成立しており，家族同士のコミュニケーションは家族の健康を支える生命線である。言語コミュニケーションが明瞭性や共感性をもって行われているかのみならず，目線や声のトーンなどの非言語コミュニケーションにも着目する。家族成員のコミュニケーションパターンを確認し，家族の意思疎通を促す支援の必要性を検討する。

②決定権をもつ人

　家族における意思決定については，何が決定され，誰が決断を下し，どのような過程で決定されたかという意思決定のプロセスを観察することで，決定権をもつ人が明確になってくる。しかし，特定の家族成員があらゆる決定権を持っているとは限らない。家族の健康問題や日常生活の問題の内容ごとに，最も影響力を与える家族成員が誰であるのかを柔軟に捉える力が必要である。

③ストレスと問題対処，適応の状況

　家族に発生したストレスや問題に対して，家族成員が問題対処に向けて協力的であるか，無関心であるかを把握する。また，家族成員のストレスや問題に対して，過去にどのように対処，適応したかを把握することで，家族の問題対処，適応能力を予測できる。また，家族成員のみで問題対処する力を見ることのみならず，家族の外部に支援を求めることが可能であるかも重要である。また，問題を根本的に解決できない場合には，問題のある状況に家族が適応できるかという視点でも対処力を検討する。

ⅱ　介護の状況：家族の介護力

④介護者としての家族

　療養者が安全な在宅生活を送るためには介護者の存在が重要である。以下に，介護者としての家族を理解するためのポイントを述べたい。

● 主介護者，キーパーソン

　主介護者は，保健医療専門職との連絡窓口など介護において重要な役割を担うため，療養者と同居している者や，療養者との関係性が良好である者など，療養者の意思決定に与える影響力が最も強い人物が担うことが多い。主介護者以外に家族介護者がいない療養者の割合は近年増加傾向にあるため，主介護者に介護の責任が過度に集中していないか介護提供体制を確認する。

● **介護者の健康**

療養者の高齢化に伴って，介護者も高齢化しており，介護者自身も健康問題を抱えていることが多い。介護者自身に健康問題が生じることによって適切な介護を継続できない恐れもある。介護者の健康状態を把握することで，無理なく持続可能な介護体制となるように支援する。家族の介護負担が増加している場合には，レスパイトケア（■）の導入も検討する。

● **介護者の１日の生活リズム**

介護者にも自身の生活があり，介護が生活の全てではない。介護者が介護以外の時間も含めて，どのような生活を送っているのかを把握する。介護者が仕事や育児などの他役割を担っている場合には，介護者が介護にかけられる時間が相対的に少なくなる可能性がある。

● **介護知識と技術**

介護者が誤った介護知識を有している場合でも一方的な否定は望ましくない。介護者が介護知識をどのように情報収集しているか把握し，適切な情報収集方法の指導に努める。また，介護技術については，介護者の介護場面を観察し，改善が必要な場合には，介護者が実施可能な方法で看護師が手本を見せることも有効である。

● **介護の動機，継続意思，介護観**

介護者が介護を担うことになった動機について，介護者自らが希望して担ったのか，やむを得ず担うことになったのかを確認する。また，介護を継続して行う意思があるかどうかを把握する。そして，介護者の介護に対する思いや，考えなどの介護観を確認する。介護の動機，継続意思，介護観は，介護内容にも影響を与える。療養者の介護に対する否定的な感情が強い場合には，介護負担を軽減するような介護体制を検討する。

5) 社会資源の利用状況

療養者および家族の社会資源に対する向き合い方，利用の仕方を把握する。社会資源に関する情報収集能力，行動，利用意識，現在利用のサービスに対する充足度や満足度などを把握する。公的なサービス以外の社会資源についても把握する。

①社会資源の利用に対する意識・行動

社会資源の利用に対する意識・きっかけ，社会資源の利用に関して情報収集し行動した人，行動内容，どのように利用を決定したのかを把握する。現在，利用している社会資源についてどう思っているのかなどを把握する。

> ■レスパイトケア：療養者が，介護保険によるショートステイ等を利用することで，介護者が介護から一時的に離れる時間を持つことを「レスパイトケア」と呼ぶ。ショートステイの利用は，介護者の身体的精神的疲労を軽減することに加え，介護者自身の時間をもつ機会になることや，家族関係が良好になることが報告されている[14]。療養者や家族介護者の意向も踏まえながら，介護負担軽減の方法としての利用を検討する。

②社会資源の利用状況

　　介護保険，介護保険外のサービスの利用状況，サービス利用に対する療養者の考え，家族の考えはどうか，サービスについて療養者，家族の持っている情報はどの程度かを把握する。また，費用や利用期間の予測などをふまえて，現在の経済的負担を算定する。現在の利用しているサービスに対する充足度，満足度を把握し，充足されていないニーズを把握し，今後必要となるサービスはどのようなものか検討する。

連携のイメージ

機関

機関

(M. Miyamoto)

○在宅看護過程のアセスメントとは何か，目的，視点を理解できる。
○在宅の看護過程における枠組みについて，家族のアセスメント枠組みについて，基本的な考え方を理解できる。
○在宅看護におけるアセスメントのための情報収集の項目と視点を理解できる。

◉ 引用参考文献

1) 新村出(編)：広辞苑第6版, p54, 岩波書店, 2008
2) 厚生労働省：保健師助産師看護師国家試験出題基準　R5年版https://www.mhlw.go.jp/content/10803000/000919502.pdf
3) 日本看護科学学会看護学学術用語検討委員会(編)：看護学学術用語, 日本看護科学学会第9・10期委員会, p1, 2011
　厚生労働省：第9回チーム医療の推進に関する検討会資料(2012年1月), http://www.mhlw.go.jp/shingi/2010/01/dl/s0121-4d.pdf
4) 新村出(編)：広辞苑第6版, p2503, 岩波書店, 2008
5) 新村出(編)：広辞苑第6版, p2321, 岩波書店, 2008
6) 白澤政和・橋本泰子・竹内孝仁(監修)：ケアマネジメント講座第1巻ケアマネジメント概論, p18, 中央法規出版, 2000
7) 小野寺杜紀(編集)：オレム看護論入門セルフケア不足看護理論へのアプローチ, p48, 医学書院, 1999
8) 江川隆子(編集)：ゴードンの機能的健康パターンに基づく看護過程と看護診断, pp25-31, ヌーヴェルヒロカワ, 2010
9) 上田敏：ICFの理解と活用, pp15-31, きょうされん, 2010
10) MM. Friedman. Family Nursing Research Theory, and Practice. 4th edition. Appleton and Lange. Stamford, CT, p9
11) 前掲10), p50
12) 和泉比佐子, 上田泉編：地域・在宅看護学改訂版, pp54-72, クオリティケア, 2023
13) 前掲10), p161
14) 立松麻衣子：家族介護者の介護負担感とショートステイサービス利用効果の横断的調査からみたショートステイサービスの課題—要介護高齢者の地域居住を支える介護事業所のあり方に関する研究(第2報)—. 日本家政学会誌,2014, 65(11), 632-642

表2-1 在宅看護におけるアセスメントのための情報収集の項目と視点

項目	項目の内容	アセスメントの視点
Ⅰ 基本情報		
家族構成	年齢，性別，続柄，職業・学校，健康状態，同居・別居	・どのような家族構成，世帯構成か ・別居の家族との距離はどうか
住環境	・住居形態（持ち家，賃貸，一戸建て，集合住宅） ・築年数 ・間取り（玄関，浴室，トイレ，台所，居間，部屋数，広さ） ・床の状態（じゅうたん，フローリング，滑りやすさ，段差） ・換気，温度，湿度，採光 ・掃除，整理整頓	・住環境の安全性や修繕の可能性はどうか ・住み心地はどうか ・住環境にどのような思いがあるのか ・住居は健康と生活に影響はあるのか
地域環境	・生活圏の地形（平坦，坂） ・道路状況（舗装状態，歩道の広さ，夜間の明るさ） ・交通機関の便利さ（バス停，駅） ・近隣施設（スーパーなどの販売店，町内会，娯楽施設，医療機関，保健福祉サービス機関など） ・自然環境（緑地，公園など）	・利便性がよいか ・安全性や防災体制はどうか ・活動範囲としてどうか ・自然や地域の人々と関われる環境か
職業・健康保険・経済状況	・職業（主な職業歴） ・健康保険の種類 ・経済状況（勤労収入，年金収入，生活保護，借金の有無，経済面を管理する人，決定権をもつ人など）	・経済的に生活は苦しくないか ・医療費および社会資源の利用の負担額が家計を圧迫していないか
Ⅱ 療養者の健康状態		
医療状況	・既往歴，現病歴 ・受療体制（通院，往診） ・主治医，治療方針 ・受療状況（頻度，治療内容，服薬内容，医療処置）	・疾病の経過，治療の経過，全身状態はどうか ・自覚症状，他覚症状はどのようなものか，症状の出現時期，程度
生物身体機能	・バイタルサインズ ・身長，体重とその変動 ・成長発達 ・肥満度 ・アレルギーの有無 ・全身状態の総合的把握（頭頸部，皮膚，循環器系，呼吸器系，消化器系，筋・骨格系，神経・感覚器系，生殖・泌尿器系，活動・運動系，栄養代謝系，睡眠・休息，口腔内の状態，感覚機能など） ・ADL／IADL（食事，睡眠，排泄，活動，清潔，被服，生活リズムなど） ・健康意識と保健行動（健康課題への認識，病院受診，服薬管理，保健医療福祉関係者との関係，自己管理の指示と実施状況，健診受診など）	・疾病をふまえて，全身の健康状態はどうか ・ADL／IADLはどのように行われているか ・疾患や症状がADL／IADLにどのように影響を与えているか（自立度と介助の必要性） ・健康への関心，価値観はどうか ・自己の生活習慣，対処行動はどうか ・保健医療福祉関係者と信頼関係を築けているか
精神機能	・外観（姿勢，態度，振る舞い，身なり，表情） ・精神状態，意識，知能 ・認知（理解，判断，計算） ・記憶・記銘 ・見当識（時，場，人物，状況） ・知覚，思考，感情，気分，意欲，行動，性格など	・どのような精神状態か ・日常生活に支障をきたすような精神状態の変調や障害はないか

III 療養者の心理社会機能		
暮らし方	・1日の生活リズム，日課，週単位の過ごし方，季節による変化 ・活動範囲（ベッド上，居室，家の周り，近隣，遠距離） ・ライフスタイル（習慣になっていること，こだわりや信念） ・生活意欲（楽しみ，好きなこと，趣味，希望・期待していること）	・どのようなライフスタイルだったか，現在はどうか ・今後，どのような生活を送りたいと思っているのか ・暮らし方が健康状態に影響を及ぼしていることはあるか
家族に対する思い	・家族全体への思い ・個々の家族成員への思い ・家族の中における自己の存在に対する認識 ・介護を受けていることへの思い	・家族に対してどのような思いで暮らしているのか ・家族の中でどのような存在，役割であると認識しているか
社会性，社会交流	・外出の機会，頻度 ・近隣，友人との交流 ・社会的役割，地位 ・所属グループ ・社会の出来事への関心 ・コミュニケーション能力	・社会や周囲の人や出来事にどのような関心があるか ・友人や，周囲の人々との交流やその希望はどうか
在宅生活の選択の意思	・療養生活への意思，意欲，希望，不安など ・自己の疾患や障がいに対する認識，生活の楽しみ，生活のはり	・生活の中で楽しみや生きる力，暮らす力になっていることはどのようなことか ・自己の障がいなどについてどのように思っているか ・療養生活への意思，意欲，希望，不安はどのようなものか
IV 家族の状況と介護の状況		
家族の発達段階と課題	・個々の家族成員の発達段階と課題（地域・在宅看護学クオリティケア，p65-66，ハヴィガーストの発達段階と課題を参照） ・家族としての発達段階と課題（同上，p67，望月らの発達課題を参照）	・個々の家族成員はどの発達段階にあり，どのような発達課題に取り組み，どの程度達成されているのか ・家族として，どの発達段階にあり，どのような発達課題に取り組み，どの程度達成されているのか
家族の関係性	・家族同士のコミュニケーションの状況（コミュニケーションが図られているか，コミュニケーションのパターン） ・愛着，反発，無関心，共感など	・療養者が病気や障がいをもつ以前の家族の関係性はどのようなものか ・療養者が病気や障がいをもつことで，家族の関係性に変化が生じているか
家族の役割・勢力関係	・個々の家族成員の役割 ・家族内のルールの存在 ・決定権をもつ人 ・状況に応じて役割や勢力を変化する柔軟性の有無	・家族内の役割の均衡が保たれているか，特定の人物に集中していないか ・誰の意見が通りやすいか
家族の対処方法や問題解決能力	・個々の家族成員のストレスや問題 ・家族成員のストレスや問題に対する過去の家族の対処，適応の状況 ・現在あるストレスや問題に対する対処，適応の状況 ・家族のストレスや問題を解決するため，家族の外部に支援を求めることが可能か	・家族全体としてのストレスや問題に対する対処能力はどの程度あるのか ・緊急時の場合，家族全体としての対処能力はどの程度あるのか ・問題発生時，家族成員は協力して解決しようとしているか，あるいは，無関心か
介護者としての家族	・主介護者，キーパーソン ・介護者の健康 ・介護者の1日の生活リズム ・介護知識と技術 ・介護の動機，介護継続意思，介護観	・介護者の健康状態とどのような生活を送っているのか ・介護者の介護力はどうか ・介護の役割をもつきっかけや動機はなにか ・介護に対する思い・考え・姿勢はどうか
V 社会資源の利用		

社会資源の利用に対する意識・行動	・社会資源の利用の意識・きっかけ ・社会資源の利用に関して行動した人，行動内容 ・社会資源の利用を決定した人	・社会資源にどのようにアクセスして決定したか ・社会資源の利用に対してどのように思っているのか ・社会資源の利用の決定者は誰か ・社会資源に対する主な相談者は誰か
社会資源の利用状況	・介護保険のサービス ・介護保険外のサービス ・利用しているサービスに対する充足度，満足度 ・近隣，ボランティアの支援 ・町内会，民生委員の支援 ・未利用サービスへのニーズ ・自助グループへの関心や参加の程度	・サービス利用に対する療養者の考え，家族の考えはどうか ・サービスについて療養者，家族の持っている情報はどの程度か ・今後，費用や利用期間の予測等を踏まえて経済的負担はどうか ・サービス利用の満足度はどうか ・充足されていないニーズはどのようなものか ・今後，必要になってくると考えられるサービスはどのようなものか

第3章 アセスメント──統合

- 健康課題を特定するために，関連図を描いてアセスメントを統合し，全体像を理解する必要性がわかる。
- 健康課題とは何かが理解できる。
- 健康課題の優先順位を考える際の基準がわかる。

Ⅰ．統合と健康課題の特定

1 統合とは

これまで，それぞれの項目についてアセスメント（分析・解釈・判断）を行ってきた。それは，療養者や家族の情報を見落としなく丁寧に拾い上げ，深く理解するためであった。しかし，アセスメントの対象者はひとりの人，ひとつの家族であり，それぞれの項目でアセスメントしたことは他の項目でアセスメントしたこととつながりを持っているはずである。例えば，Ⅱ療養者の健康状態の生物身体機能のADLの項目について，変形性膝関節症による疼痛があり，独力での長距離の外出には支援が必要である，とアセスメントしたとしよう。そのアセスメントはⅢ療養者の心理社会機能の社会性，社会交流の項目や，Ⅳ家族の状況と介護の状況でアセスメントされた内容と関連しているかもしれない。このように，これまでそれぞれの項目に沿って行ってきたアセスメントについて，関連性を考え，包括的に療養者と家族を捉えることで，療養者と家族の健康課題とその要因となるものが明確になる。この過程をアセスメントの統合という。その際に用いるのが，これから述べる関連図であり，統合した結果を文章として表現したものが全体像である。在宅療養者の場合，長期的に疾病や障害と付き合っていく場合が多く，問題となっていることを解決，克服すべきという視点のみで考えてしまうと限界がある。療養者，家族は疾病や障害を持ちながら地域で生活する人であり，日々の生活について自分達で考え，決定し，対処している自立した存在である。そのため，できないところばかりではなく，療養者と家族が持つ「強み」に着目して全体像を捉えることが，療養者と家族の望む生活に近づくための看護援助を考える際に重要となる。

「強み」とは？
　療養者と家族の健康を管理，向上するための力，意欲の高さ，積極性，対象者の周囲の人々との関係性など，在宅で療養をしていく際にプラスに働くもの。

2 全体像とは

　これまでのアセスメントの中で，健康課題につながりそうな情報を抽出し，関連するものを矢印でつないで図に示したものが関連図である。全体像とは，これまでのアセスメント，関連図から，現在の対象者の状況と健康課題，予測されることについて簡潔に文章で表したものである。言い換えると，どのような療養者・家族なのか，を看護の視点から文章として表現したものである。

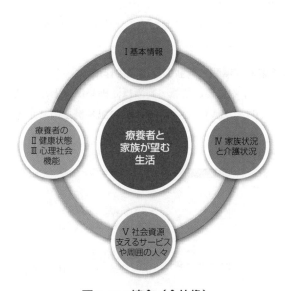

図 3-1　統合（全体像）

3 健康課題とは

　健康課題とは，療養者と家族が疾病や障害を持って生活をする上で満たすべきニーズや，課題である。特定された健康課題に対して，目標を設定し，看護計画の立案を行う。

Ⅱ．統合のポイント

1 関連図の作成

1）気になる重要な情報・判断の抽出

　Ⅰ基本情報～Ⅴ社会資源の利用までの5つの枠組みを用いて行った，分析・解釈・判断の記述の中の，気になる重要な情報・判断に下線（___）を引き，抽出する。

> 【抽出すべき気になる重要な情報・判断】
> 異常や健康からの逸脱を表す情報・判断もあれば，療養者や家族の「強み」として抽出される場合もある。
> ・療養者の健康や生活状態。
> ・療養者の健康や生活状態に影響を及ぼしたり，原因になったりしているもの。
> ・療養者と家族の対処力。
> ・療養者の健康や生活状態において，今後予測されること，リスク。

2）気になる重要な情報・判断の関連図の作成

　抽出した気になる重要な情報・判断は，因果関係と時系列を検討しながら並べ，矢印でつないでいく。その際の記号例を図に示す。

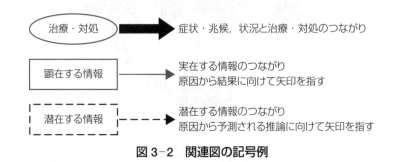

図3-2　関連図の記号例

> 【図式化の留意点】
> ・情報は現在の状況を中心に置き，過去，現在，今後というように経時的に記載する。
> ・その情報の原因，影響を与えている要因，今後予測されることなど，因果関係を考え，関連する情報を矢印で結びつける。
> ・「強み」には★印をつける。

2 健康課題となる情報・判断の特定

　描いた関連図の気になる重要な情報・判断の因果関係から，どの情報・判断を健康課題として特定すべきなのかを検討する。多くの矢印を受けている情報・判断，または矢印の最も先にある情報・判断は多くの要因の結果であることから，健康課題となる可能性が高く，健康課題を特定する際のひとつの目安となる。これはあくまでも目安であるため，下記について検討した後に健康課題となる情報を特定する。

　　・療養者と家族にとって苦痛や深刻な問題であること。
　　・今後起こり得るリスクが高く，予防が必要なこと。
　　・療養者と家族が望む生活，生き方を阻害，または促進すること。

　関連図の中で特定された健康課題となる情報は，二重線の四角で囲む，網掛けで示すなど他の情報と区別する。

3 見える化シートを用いた健康課題の特定

　在宅療養者・家族のアセスメントから健康課題を特定していく過程は，看護を行う上での要となる。しかし，実際はこの過程が訪問看護師の頭の中で行われ，療養者のどのような症状や兆候を根拠に健康課題を特定したのか，その思考過程が表記されていることは少ない。アセスメントから健康課題の特定までを明記することはアセスメント能力，ケアの質の向上につながる。

　近年，重度な要介護状態となっても住み慣れた地域で自分らしい暮らしを人生の最期まで続けることができるよう，住まい・医療・介護・予防・生活支援が一体的に提供される地域包括ケアシステムの構築[5]にむけ，多職種連携を図ることが重要となっている。このことから，健康課題を看護職としてどのようなアセスメントのもとに特定したのかを短時間で在宅療養者および家族に関わる多職種と共有する必要がある。このような背景をふまえ，今回，アセスメント結果から統合，健康課題の特定までをA4またはA3用紙1枚で見える化したシート（図3-3）を示す。

見える化シートの使用方法
1. 5つの枠組みであるⅠ基本情報，Ⅱ療養者の健康状態，Ⅲ療養者の心理社会機能，Ⅳ家族の状況と介護状況，Ⅴ社会資源の利用（➡ p29 表2-1）のアセスメント（分析・解釈・判断）に記載した記述の中から，健康課題につながると予測される内容をアセスメント結果に抜粋する。
2. 関連図と照らし合わせながら，抜粋したアセスメント結果を基に，同じ原因から出現しているなど関連するアセスメント結果を統合する。

3. 統合する際には,「機能面」や「医療状況」,「生活面」,「家族状況」「社会資源」の側面で捉える。対象者の状況により,「医療状況」が統合にあがらない等すべての側面が統合に記載されるとは限らない。

4. 統合後,関連する内容を集約し,健康課題を検討する。その後,優先度を考慮した上で,健康課題を特定する。この際,関連図や文章化している健康課題の特定の内容も確認し,整合性を図る。この手順を踏むことで,対象者理解がより深まる。

※療養者および家族の状況が変化した際には健康課題が変更する可能性が大きいことから,見える化シートを再度検討し,内容を変更していくことが望ましい。

見える化シートの活用方法

　見える化シートの活用方法として,以下の場面が期待される。
● 在宅看護実習にて,学生が担当する在宅療養者および家族についての理解を実習指導者と共有し,学びを深める場面
● 事業所で行われる事例検討会
● 在宅療養者が介護保険制度上のサービスを利用する際に定期的に行われるサービス担当者会議（➡ p55）

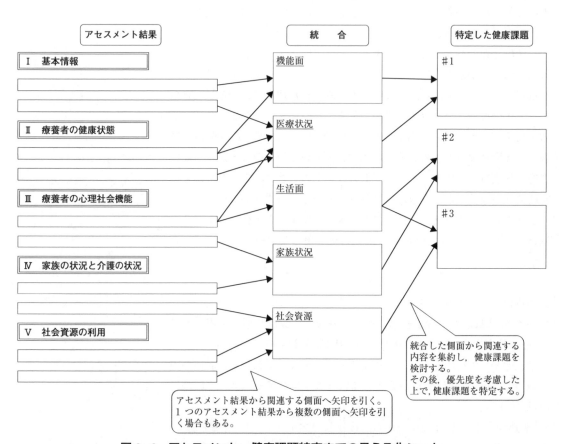

図3-3　アセスメント～健康課題特定までの見える化シート

●在宅療養者個人に対する支援の充実と，それを支える社会基盤の整備とを同時にすすめるために行われる地域ケア会議[6]　等

4 健康課題の示し方

関連図で特定された健康課題となる情報は，その情報の原因，要因，変化の根拠になっている情報と合わせて健康課題として文章化する。文章化の例を下記に示す。

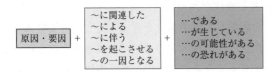

1）健康課題の種類

健康課題にはその特性から『実在型健康課題』，『リスク型健康課題』，『可能性のある健康課題』『ウェルネス型健康課題』がある。

（1）実在型健康課題

実際に起こっている健康課題。

例）左半身麻痺により，日常生活のすべてにセルフケアの援助が必要である。

（2）リスク型健康課題

まだ実際に起こってはいないが，今後起こりえるリスクがある健康課題。

例）下肢筋力の低下および下肢の浮腫により転倒の可能性がある。

（3）可能性のある健康課題

リスク型よりもはっきりしないが，健康課題になるかもしれないことや疑いのある健康課題。

例）（まだはっきりとした情報がない段階で）介護者による療養者に対する経済的虐待の可能性。

（4）ウェルネス型健康課題

療養者と家族の高い健康状態の維持・増進，生きがいなど，豊かな暮らしや人生をめざす健康課題。

例）社会資源を利用しながら在宅での療養生活を維持できている。

5 健康課題の優先順位の基準

特定した健康課題は優先順位の高いものから，＃（ナンバー）記号の後に番号をつけて示す。健康課題の優先順位の基準には，①生命の危険度，②療養者の苦痛の程度，③療養者と家族の生きがいや大切にしていることを指標とする。またマズローの基本的ニード階層を優先順位の基

■マズローの基本的ニード階層：
①生理的ニード
②安全，安楽のニード
③愛情，所属のニード
④価値のニード
⑤自己実現のニード
①が基本的ニードであり順番に上位のニードになっていき，⑤が最も上位のニードとなっている。

準とすることもある。

　他の視点としては，まず誰の健康課題であるかの優先順位として①課題の中心である療養者本人のこと，②家族（主介護者→その他），③家族全体の順で考え，次の視点として，①生命（疾患管理含む。生命の危険度，主観的苦痛の程度），②生活（日常生活の安心・安全・安楽），③人生レベル（QOLの維持・向上，生きがい等）の順で優先順位を検討する考え方もある。他にも，緊急性，実現可能性，重要性，難易度などを検討し，より急ぐもの，すぐ実現できそうなもの，より重要な意味を持つものを優先する場合もある。いずれにしてもこれらは基準に過ぎない。その療養者と家族が何を大切に考え，どのように生活したいのか，生きたいのかを理解して優先順位を考えることが重要である。

　例えば，腎疾患のため週3回の通院で血液透析療法を行っている独居高齢者の場合を考えてみる。本人は，変形性膝関節症による両膝痛があり，自宅から透析治療のできる病院へは距離が遠く，大変であること，血液透析療法では病院受診以外の日は倦怠感が強く，家のことや趣味の絵画が何もできないと訴えている。この方の場合，生命の危険度という点では透析治療の継続が第1の健康課題である。しかし，体調を維持しながら，趣味ができる生活を本人が望んだ場合，血液透析療法ではなく，自己管理ができる状況であれば腹膜透析療法を導入し，訪問看護で体調確認やカテーテル等の状態観察することも検討できる。そのために，まずは医師に本人の状況を伝え，透析の治療方法について相談することを優先することもある。

○アセスメントを統合することで，療養者の健康課題が特定される。
○療養者と家族の強みも含めて健康課題を抽出する。
○抽出した健康課題は，療養者と家族の望んでいることを理解した上で優先順位をつける。

◉ 参考文献

1) 佐伯和子編著, 地域保健福祉活動のための地域看護アセスメントガイド 第2版, pp17-23, 医歯薬出版, 2018
2) ロザリンダ・アルファロールフィーヴァ著・本郷久美子監訳, 基本から学ぶ看護過程と看護診断 第7版, pp120-183, 医学書院, 2012
3) 上田泉編集, 在宅看護過程演習 第2版, pp32-47, クオリティケア, 2019
4) Goble FG著・小口忠彦監訳, マズローの心理学, p83, 産業能率大学出版部, 1972
5) 厚生労働省：地域包括ケアシステム, https://www.mhlw.go.jp/stf/seisakunitsuite/bunya/hukushi_kaigo/kaigo_koureisha/chiiki-houkatsu/
6) 厚生労働省：地域ケア会議の概要, https://www.mhlw.go.jp/seisakunitsuite/bunya/hukushi_kaigo/kaigo_koureisha/chiiki-houkatsu/dl/link3-1.pdf

第4章 看護計画

●在宅看護計画における目標の設定の視点がわかる。
●看護計画における具体的な看護援助の考え方のポイントと記載方法がわかる。
●家族を一つの単位として看護計画を立案する必要性が理解できる。

Ⅰ．在宅における看護計画

　在宅における看護計画は，長期目標と健康課題ごとの短期目標，短期目標ごとの期待される成果，評価日，具体策から成る。

　根拠に基づいた科学的なアセスメントを行い，健康課題を特定した後には，看護を実践するための具体的な援助内容・方法である具体策を考える必要がある。その具体策を考える際に重要となるのは，長期目標である。在宅看護の対象者には，慢性疾患や障害を持ちながら居宅で長期に生活する人が多い。その生活の主体は療養者であり，療養者がどうありたいのか，どのような生活をしたいと望んでいるのかが，この長期目標に反映される。そして，その目標が達成できるように，具体的な援助内容を考えていくのである。終末期にある療養者の場合は，期間としては長期ではないかも知れないが，最期の瞬間までどのように生きたいと望んでいるかが，在宅看護を提供する期間を貫く長期目標となる。また，介護保険に基づく訪問看護の場合，長期目標は介護保険の介護サービス計画書または介護予防サービス・支援計画書の援助の方針と同じ方向性で立てる。この長期目標を達成するために，各健康課題における短期的な目標を示したものが短期目標であり，その短期目標を達成するための具体的な評価指標が期待される成果である。

　具体策の援助内容・方法には，病状や症状に対する一般的な観察点やケアに加え，これまでのアセスメントで明らかになった療養者と家族の歴史，価値観，性格特性，住宅環境，強みなどが反映され，個別性の高い看護計画となる。すなわち，これまでに分析を行った情報やアセスメント内容は看護計画の具体策に反映されるのである。

　訪問看護計画書は，療養者・家族の同意のもとに立案し，共有することはもちろん，訪問看護指示書を発行する医師に提出する義務があり，ケアマネジャーをはじめとした多職種が見て納得できるものである必要がある。

Ⅱ．看護目標の設定

1. 長期目標，2. 短期目標，3. 期待される成果を設定する。下記の事例についての具体例を示す。

事例：A氏：70代，女性，慢性心不全（ステージC），変形性膝関節症。1年前に慢性心不全増悪により入院した際に，病棟看護師より訪問看護をすすめられて利用を開始した。現在，動作時の息切れ，下肢の浮腫，膝の痛みがある。塩分を1日6g以下にするように指導を受けているが，魚卵やうどんを好み，漬物にも醤油をかけて食べるなど，塩分制限は守れていない。入院中に病棟看護師から食事指導を受けた際に，「わかりました！食べなきゃいいんでしょ！」と怒ってしまったことがある。内服薬は半分以上の飲み残しがあったが，2週間前から服薬カレンダーを使用したところ，飲み残しはこれまでの半分に減った。
　A氏は未婚で長男を出産し，一人で育てあげた。現在は独居である。長男50代は130kmほど離れたB市に妻と暮らしており，中学校で教頭をしている。長男は，B市に呼び寄せて同居をしたいと考えているが，A氏が住み慣れた家や街から離れたくないと一人暮らしを希望し，独居を続けている。長男はA氏を心配し，車を運転して2週間に一度，様子を見に来ている。A氏は人と話をすることが大好きで，デイサービスでの交流や，近所に住む友人と過ごすことを楽しみにしている。最近物忘れが増えていることを気にしているが，医師からは認知症ではなく，年相応のものであると言われている。
介護保険1号被保険者
要介護認定：要介護2
月に1回タクシーで循環器内科と整形外科を定期受診している。訪問看護を週1回　60分（病状観察，服薬管理，入浴介助），デイサービスを週1回，訪問介護を週2回（買い物，洗濯，掃除）利用している。
職業：元美容室経営者。
趣味・楽しみ：生け花，ワイドショー等のテレビを見ること，新聞を読むこと。

全体像：A氏は，慢性心不全と変形性膝関節症を持つ高齢女性である。慢性心不全のステージCであり，急性増悪をくり返す度に心機能が低下し，予後不良となっていく。そのため，急性増悪を予防し，ステージDに進行させないことが重要である。また，浮腫と変形性膝関節症による膝の痛みにより，歩行が不安定であり転倒の危険性がある。家事や生活面では一部他者からの援助が必要であるが，住み慣れた家でひとり暮らしをすることを希望している。このように，A氏には心不全の悪化予防のためのセルフケアを行いつつ，安全に独居での生活を送るという課題がある。長男は，教頭という社会的責任と老いた親の世話という課題を持っている。長男は離れて暮らすA氏を心配して2週間に一度様子を見に来ているが，負担感が増す可能性もあり，支援が必要である。
健康課題：
#1　セルフケア不足による心不全悪化の可能性がある。
#2　下肢の浮腫と膝の痛みによる転倒の危険性がある。
#3　長男のA氏への心配，遠距離介護の負担感が増す可能性がある。

1 長期目標

　主語は療養者・家族であり，療養者・家族がどうありたいと思っているのかを反映した，目指す姿を表現する。疾患や障害が安定している療養者であれば，1年後を目安として目標を立てる。
例：周囲の人の協力を得て，急性増悪を予防し，自立した生活を送ることができる。

2 短期目標

　長期目標を達成するために，短期間で達成をめざす目標であり，健康課題ごとに示す。短期目標といっても，急性期の病院に入院している病状変化が激しい患者の場合とは異なり，1〜3か月後に達成できるものとすることが多い。在宅療養をしている療養者の慢性的な疾病や障害，それによる生活への影響は，看護介入によってすぐに改善したり，変化したりする性質のものではないことが多い。また，高齢者の場合は，疾病や障害に加えて加齢による衰えもある。これらを考えたときに，疾病や障害が悪化せず，現在の状態を維持できることも目標になりえるのである。

　短期目標も長期目標と同様に，主語を療養者または家族にする。

例1：＃1　セルフケア不足による心不全悪化の可能性がある。

→A氏は心不全が悪化しないための行動をとることができる。

例2：＃3　長男のA氏への心配，遠距離介護の負担感が増す可能性がある。

→長男は心配が緩和されA氏の遠距離介護を続けることができる。

3 期待される成果

　短期目標を達成するために，看護を提供した結果，療養者や家族がどうなるとよいのかを具体的に示したものが期待される成果である。期待される成果は評価の際の指標となる。あいまいな表現では評価が困難になるため，療養者や家族の言動，数値，観察可能な状態などで表現する。また，対象者が疾患や障害によって自らできないことがあったとしても，他者へ依頼し，援助を受けることによってそれが補われることも期待される成果となる。

> **期待される成果に用いられる動詞の一例**
> 表現する，述べる，説明する，共有する，歩行する，減少する，増加する，起きない

A氏の看護計画

	短期目標	期待される成果	評価日	具体策
#1	A氏は心不全が悪化しないための行動をとることができる。	1. 心不全悪化兆候の観察点を，訪問看護師と共に確認できる。 2. 感染兆候がないか，訪問看護師からの観察を受けることができる。 3. 毎日の血圧測定とその記録が続けられる。 4. 内服すべき回数の4分の3以上の内服ができる。 5. 食べた食事内容を看護師と共に振り返り，減塩に向けた食生活の改善点を述べることができる。 6. 外出時のマスク着用，外出後の手洗い，うがい，手指消毒といった感染予防行動をとれる。	3か月後 3か月後 3か月後 1か月後 1か月後 1か月後	OP 1）バイタルサインズ（体温，脈拍，血圧）測定，A氏の心不全手帳から体調や日頃の血圧測定結果を把握する。 2）呼吸状態の観察（呼吸回数，呼吸状態，呼吸音聴診，咳嗽，痰の有無と性状，チアノーゼの有無，酸素飽和度の測定）。 3）浮腫の程度，体重を測定し，増減を把握する。 4）活動状況と息切れ等の自覚症状の変化の観察を行う。 5）服薬状況，残薬確認を行う。 6）食事摂取内容，量の確認を行う。 TP 1）A氏と一緒に服薬カレンダーに1週間分の薬剤をセットする。 2）服薬カレンダーをどこに置くと服薬を忘れにくいかをA氏と一緒に考えて，置き場を決める。 EP 1）測定した値と看護師の判断をA氏に分かりやすく伝える。浮腫の観察は一緒に行い，圧痕の程度を共に確認する。 2）食事内容を確認しながら，塩分摂取量が過剰になっていないかをA氏と一緒に考える。一方的な指導や批判にならないよう，A氏の考えや気持ちを傾聴しながら行う。 3）忘れても見返せるように，パンフレットを用いて，外出時のマスク着用，外出後の手洗い，手指消毒等の感染予防行動の必要性を説明する。

他者からの援助によって補われることを期待される成果としている。

数値で表現すると評価しやすい。

「理解できる」とすると評価が難しいため，評価できるよう行動として表現する。

対象者の性格等の特性に合わせた方法とする。A氏は美容室の経営者だったこともあり，自尊心が高い。A氏の自尊心を傷つけない関わり方が必要とアセスメントしたことを反映した。

最近物忘れが増えたことを気にしていることから，パンフレットを用いた指導が有効であるとアセスメントした。

Ⅲ. 看護計画の立案

　具体策では，短期目標および期待される成果が実現できるよう，具体的な援助内容を記載する。

1 具体策

　具体策は下記の3つについて記述する。

①観察計画（OP: observation plan）：バイタルサインズの測定や症状などの身体状況，生活状況，精神・心理状態など，療養者と家族に必要な情報を測定などの客観的指標を用いたり，観たり，聞いたり，五感をはたらかせて行う観察内容。

②直接的なケア計画（TP: treatment plan）：実施する処置やケア内容，方法。

③教育計画（EP: education plan）：療養者または家族に情報提供，助言，指導する内容やその実施方法。

療養者と居宅環境に合わせた個別性の高い具体策

　それぞれの具体策は，他の訪問看護師でも実施できるよう，いつ，誰に，どのような方法で，何のために，何をするのかを具体的に記述する。具体策では療養者・家族の情報やアセスメントした療養者・家族の特徴を踏まえて，個別的な援助内容を考える。A氏の＃2の健康課題に対して，訪問看護師が入浴介助を計画することを考えてみよう。冬季でA氏宅の脱衣所と風呂場が寒い場合には，血圧に変動を来さないように入浴前に脱衣場に暖房を入れて温めておくといった事前準備が必要であろう。またA氏は洗身した後に洗髪し，その後浴槽につかるが，この順番は療養者の好みやこれまでの入浴習慣に合わせて具体策に反映させる。A氏の場合，看護師が入浴介助を行う目的は入浴による心負荷の軽減とその評価および転倒予防であるため，A氏の好みを尊重しつつも，浴槽の温度を適温にし，長時間の入浴とならないようにする，転倒しないように脱衣所と風呂場への移動，浴槽への出入り時に介助すること，入浴前後のバイタルサインズ測定や自覚症状の変化の観察などを具体策として挙げておくことが必要である。

　このように，対象者の居宅の環境，これまでの生活習慣，好み，疾病の状況等を反映した具体策を考えることが必要である。

療養者と家族の力を生かした実現可能な具体策

　訪問看護において，看護師が直接観察し，ケアを提供できるのは訪問時のみである。そのため，訪問時以外の時間には療養者と家族が自身で観察し，対処できるようセルフケアの向上を意図した具体策を立案する必要性がある。訪問看護師が持つ療養者と家族の理想像を押し付けるのではなく，療養者と家族の生活を理解した上で，どこからだったら取り組めるのか，どのような方法であれば療養者と家族が実施できるのかを一緒に考えて，実現可能な具体策を計画する。特に教育計画（EP）は，療養者と家族の健康意識，認知力等に合わせた方法，内容を考えることが必要である。また，高すぎる目標は達成できず，対象者が挫折感を持ってしまう場合もあるため，ステップ・バイ・ステップ法で進める。

　A氏の場合で考えてみよう。医療者としては，A氏に「忘れずに定期的に服薬してほしい」「1日6gの塩分制限を守ってほしい」と考えがちである。しかし，A氏が一度に行動変容することは困難である。A氏の場合，期待される成果を「内服すべき回数の4分の3以上の内服ができる」とし，実現可能な小さな目標（スモールステップ）とした。服薬カレンダーを使用することで服薬忘れが減少したため，これは効果的な介入であったと評価できる。服薬カレンダーがかかっている場所に内服薬を取りに行くことが億劫で内服しないことがあったため，次にTP2）に服薬カレンダーの置き場についての具体策を考えた。このように，実施，評価を対象者と共に行うことを繰り返し，少しでも改善されたことを共に喜ぶことが対象者の自己効力感を高め，行動変容の動機付けとな

> **スッテプ・バイ・スッテプ法**
> 身近なできそうな目標（スモールステップ）を設定し，徐々に目標を上げていき望ましい反応を形成していくことを目指す方法。

る。また，対象者がセルフケアに消極的である場合，訪問の度にセルフ
ケアを促されると対象者はうんざりしてやる気を失ってしまう。訪問看
護師は対象者の反応を見ながら，時には医療者としての判断や意見を伝
え，時には対象者の様子を見守り，支え続けていくことが必要である。

② 家族を一つの単位とした看護計画

　家族を一つの単位としてアセスメントを実施したように，看護計画に
おいても一つの単位として援助内容を考える。長期目標に向かって，療
養者を含めた家族の問題解決能力，対処能力，適応力が高められるよう
に援助内容を立案する。

家族を看護の対象として具体策を立案する

　家族は介護者である一方，療養者の疾病や障害による影響を受けてい
る人であり，看護の対象でもある。介護者としての側面では，療養者の
健康課題の具体策において，家族の協力を得ることがあげられる。例え
ば，同居家族が介護者である場合，OPで療養者本人が障害によってう
まく自身の体調を伝えられない場合には，家族からその情報を得ること
ができる。また，療養者のセルフケア能力が低下している場合には，家
族にも一緒に訪問看護師からセルフケアに関する説明を行うと，家族が
療養者にセルフケアの促しを行ったり，代わって実施したりすることが
可能となる。

　看護の対象者としては，療養者の疾病や障害，介護者としての役割が，
その家族にどのような影響を与えているのか等の家族アセスメントに基
づき，援助内容を考える必要がある。家族の介護負担が注目されること
が多いが，それぞれの家族の捉えを理解して援助内容を考える必要があ
る。家族によっては，介護にやりがいを見出し，療養者と過ごす大切な
時間と捉えている家族もいる。介護負担が大きい場合には，介護方法・
内容の見直しや社会資源の活用，家族での役割を見直すように提案する
ことなどの具体策があげられる。A氏の長男の場合，仕事もある中，遠
距離介護をすることは時間や肉体的に負担な面もあるかもしれないが，
女手ひとつで育ててくれた母親にできる限りのことをしたい，と考えて
もいるのである。したがって，負担を考えて，長男の訪問回数を減らす
ことを提案することは，長男のニーズには合わない。看護師が訪問した
時の様子や体調について連絡ノート（➡ p.49）を作って知らせたり，電
話で長男の相談に乗ったりすること，情報提供が心配，負担感の軽減に
つながるであろう。また，長男が遠距離介護を続けていることを称え，
体調を気遣うことは介護意欲の維持に貢献するだろう。

家族の関係性と意思決定への働きかけ

　療養者と家族，家族間は必ずしも同じ望みや意見を持っているとは限
らない。その場合でも，相互のコミュニケーションを促進し，理解しあ

えるように援助を計画する。具体的には，家族間での話し合いの場を持つことを促す，何を話しあうべきかを伝える，話し合いに必要な情報提供をする，話し合いの進め方をアドバイスする等があげられる。事例では，Ａ氏は一人暮らしを続けることを望んでいるが，長男は呼び寄せて同居をしたいと望んでいる。Ａ氏は今後ステージＤに移行し，終末期を迎えることも予測される。そのようになった時にはＡ氏が今後どこでどのように過ごすのかについて，あらかじめＡ氏と長男，長男家族を含めて話しあっておくことが望ましく，訪問看護師は医師，ケアマネジャー等と連携して，Ａ氏と長男に話し合いの必要を伝え，促していく必要がある。

○長期・短期目標は，療養者がどうありたいのか，どのような生活をしたいと望んでいるのかを反映する。
○アセスメントを基に，療養者と家族に対して個別性の高い看護計画を立案する。
○家族を一つの単位とした看護計画を立案する。

◉ 引用・参考文献

鈴木和子・渡辺裕子・佐藤律子，家族看護学　理論と実践　第5版，p13-14，日本看護協会出版会，2019
ロザリンダ・アルファロ-ルフィーヴァ，基本から学ぶ　看護過程と看護診断　第7版，p200-211，医学書院，2012
安酸史子編著，ナーシング・グラフィカ　成人看護学③　セルフマネジメント　第4版，p100-106，MCメディカ，2022
上田泉編著，在宅看護過程演習　改訂版，p40-47，クオリティケア，2019

第5章 実施・評価

- 在宅看護の実施プロセスを理解する。
- 在宅看護の特性をふまえた実施について理解する。
- 在宅看護過程の記録方法について理解する。
- 在宅看護の評価の視点を理解する。

Ⅰ. 看護実施のプロセス

1 在宅看護と PDCA

PDCA；P は Plan（計画），D は Do（実行），C は Check（評価），A は Action（改善）からなり，このプロセスを繰り返すことにより質を向上させると考えられ，ケアマネジメント・看護管理等に広く用いられている[1]。

在宅看護は PDCA のプロセスで展開される。看護計画は，療養者および家族に対する看護のいわば設計図である。第4章で立案した看護計画（P）に基づいて実施（D）された結果を評価（C）して，再び看護計画が修正・変更（A）される。このプロセスは病院・施設などの看護プロセスと変わるところはない。

在宅看護のプロセスと病院・施設などの看護プロセスとの主な違いは，実施・評価の間隔である。訪問看護では，24時間医療者が近くにいる病院・施設と異なり，1週間に1回ないし数回の間歇的な訪問の中で，前回の訪問からの日単位・週単位の療養者の変化を把握することが必要である。そして，訪問の度に療養者の体調や生活の変化や，実施したケアの結果を評価し，次回の訪問に反映させることが必要である。これが短期目標に基づく短いスパンの PDCA である。一方，在宅療養者は，比較的ゆっくりとした経過をたどる者が多く，長期目標は数か月から概ね1年の範囲で設定される。長期的な視点で看護の結果を評価し，療養者が望む暮らしに向かっているかどうかの評価と再アセスメントが必要である。

在宅看護では，長期目標を念頭におきつつ，短期目標達成に向けた看護計画を実施することになる。在宅看護の場の特性をふまえて OP，TP，EP を実施し，それらに対する療養者の反応を観察するとともに，家族からも情報を得て状況を把握し記録する。この結果をもとに看護計画を変更・更新し，次回の訪問看護に反映させる。

Ⅱ．在宅看護の実施

1 在宅看護の特性をふまえた実施

　在宅看護の実施においては，保険制度などの訪問看護が行われるシステムや療養環境などに起因する特性がある。

1）療養者の生活の場で行われる看護

　訪問看護は療養者と家族の生活の場で行われる。これは看護の実施に大きくかかわる条件である。生活の場は休息や団らんの場所であり，家族が一緒に暮らす場でもあるので，自宅の環境や物品が療養に適した状態に整っているとは限らない。また，療養者や家族の生活習慣は様々であり，各々の家庭の価値観や習慣，文化が反映される。これらの在宅環境の特性をふまえ，看護の実施にあたっては環境や物品に合わせたケアの工夫や，療養者の生活習慣に合わせた時間や方法の調整が必要である。ここでは COPD 療養者の A 氏を例に考えてみよう。

例）A 氏　60 歳代　女性　慢性閉塞性肺疾患（COPD）により
　　在宅酸素療法を実施中　人工股関節置換術後

在宅の特性	ケアの工夫や環境調整
① 暖房に灯油ストーブを使用している。台所にガス調理器具がある。和室に仏壇があり，線香やろうそくを使用する。	暖房器具から 2 m の場所に目印をつける。ガスやろうそくを使用する際に鼻腔カヌラを外してかけられるように火気から離れた場所にフックを取り付ける。仏壇の前に椅子を置き，立ち上がりを容易にする。
② 浴室やトイレなどを使用する際に酸素供給が必要で，酸素濃縮器からの酸素チューブが床に這っていることで，踏んだりつまずいたりする危険性がある。	市販のカーテンレールを天井に取り付けて，カーテンフックに酸素チューブを通して天井につたうようにする
③ 浴槽が深く，入浴時は肩まで湯につかるため呼吸機能への負荷が大きい。浴槽の出入りが困難。	入浴時に浴槽内に椅子を置く。入浴用の手すりやボードを使用する。

　また，内服薬の管理について考えると，A 氏が薬の飲み忘れを防ぐための方法は，薬の置き場所や保管方法，食事場所や食事時間，内服を手伝う家族やヘルパーなど様々な条件で変化する。このように個別的な環境や条件の中で療養者にとって何を優先すべきかを判断して実施する。

2）間歇的な看護の提供

　終末期や人工呼吸器装着者などの医療的なケアの必要性が高い療養者

を除くと，訪問看護の実施は，概ね一週間に 1 回ないし数回である。前回から今回までの療養者の変化を把握すると共に，次の訪問までの看護師が不在となる間に必要なケアが継続されることおよび，次の訪問までの療養者の変化を予測することが必要である。A 氏の例では，看護師の訪問日以外にも，「症状や経皮的動脈血（SPO₂）酸素飽和度をセルフモニターできるか」，「指示されている酸素流量が適切に吸入されているか」，「呼吸リハビリテーションが実施できているか」などについて把握する。また，呼吸困難が急激に出現した場合に備え，どのような状態になったらどこに連絡すべきか，判断の目安や連絡先を A 氏と A 氏の家族がわかる場所に置いておくなどして療養者や家族の不安を軽減させる。夜間の急変に備えて，担当看護師と夜間担当の看護師が事前に同行訪問する場合もある。このように，次回の訪問まで看護師が不在となる間の体調の変化やケアの継続性を考えた判断や関係者への教育的支援が必要となる。

3）療養者・家族との信頼関係が基盤

セルフケアや必要なケアが継続されるには，療養者・家族の合意形成と信頼関係が不可欠である。A 氏の場合では，COPD によって呼吸筋を酷使するため栄養価の高い食事が必要となり，排便時の怒責による呼吸への負荷を軽減するために便通を整えることが必要である。また，呼吸リハビリテーションを毎日続けることも重要である。こうしたセルフケアを看護師の訪問日以外にも継続するには，家族の理解や協力が不可欠である。療養者・家族との信頼関係を基盤に，援助計画について療養者と家族の双方に説明し，同意・合意のもとに実施することが必要である。

4）状況に応じたケアの調整

在宅看護では，訪問時に療養者の反応を捉え，その場で優先順位や援助方法，手順を判断（再アセスメント）しながらケアを行う。A 氏の場合では，1）に挙げた療養環境やケア方法の調整は退院後できるだけ早い時期に優先的に実施する必要性があるが，酸素投与量を守ることや血中酸素飽和度のモニターなどは長期的に継続して実施すべき内容である。また，呼吸リハビリテーションのために屋外での散歩を計画していても，訪問時の A 氏の体調や家族の意向によって変更や中止する場合もあり得る。このように，在宅療養の経過での優先順位や療養者，家族の状況によって実施内容の変更があることを想定しておく必要がある。

- ●計画した援助が継続可能な場合　➡　●計画通り実施
- ●対象者の変化やあらかじめの予　➡　●計画をその場で修正し実施
　測と実際が異なっていた場合　　　　●計画自体を中止

5）看護師以外のケア提供者による実施

　在宅では，看護師ばかりでなく家族や他の職種も療養者へのケアを行う。専門職以外がケアを行えるように方法をわかりやすく説明し，理解してもらう支援が必要である。また，訪問介護の利用や通所施設の利用など，サービスの利用状況に応じて療養者と看護師・家族間の情報共有だけでなく，多職種間の情報共有や連携が必要である。特に，体調に変化がある時やケア方法が変更になった時には，継続して観察・ケアできるような連絡体制が重要である。家族や他の職種が関わっている療養者宅には連絡ノートが置かれていることも多い。機会があればどのような情報が共有されているか，許可を得て閲覧すると良い。

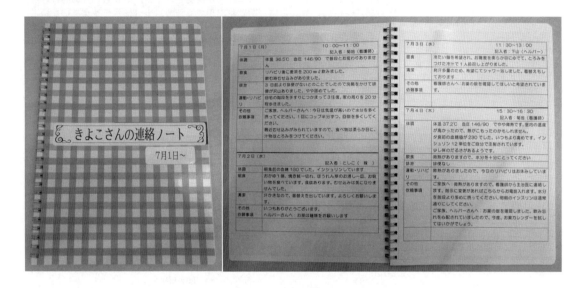

図 5-1　連絡ノート例

6）家族も看護の対象

　同居家族の有無や介護力，経済状況は在宅療養を左右する条件である。介護力には介護者の考え方や年齢，健康状態，経済的状態等が影響する。家族は在宅療養者にとって最も身近なインフォーマル資源であるが，同時に在宅看護の対象でもあり，家族を一つの単位としてとらえて援助を実施する。例えば，前ページの A 氏の場合では，長男家族は離れて暮らしており，日常的なケアを担うことはできないが，A 氏の健康状態について看護師の視点から長男に状況を伝えることで，長男の心配に応えることができる。長期療養や重度の療養者の場合は，介護の役割調整やレスパイト（➡ P.27）が必要な家族もある。介護に対する捉えは家族それぞれである。家族が自立して介護を行えるように働きかけると共に，家族の健康状態や介護負担に配慮し，必要に応じて，サービスの導入を検討する。

2 看護計画の実施

　上述したように，訪問看護は毎日訪問できるわけではなく，1回の滞在時間が決まっている。このような特徴をふまえ，看護計画の実施について第4章のCOPDの療養者を例に考えてみよう。

表1　実施計画の例

具体策（例・一部）	実施計画
（TP） ① 清潔状況により清拭，足浴を行う。 ② 肺理学療法を一緒に実施する。 ③ 口すぼめ呼吸の練習を一緒に行う。 ④ 天候が安定していれば，自宅周囲を1周歩行する。	TP1 ①　訪問日に実施する足浴の計画 看護記録より，訪問日の3日前に入浴する習慣であることが確認されたが，かがむ動作の時に呼吸困難が出現するため，十分に足を洗えていないことが考えられる。呼吸リハビリテーション後の清潔維持と爽快感を得ること目的に足浴を行う。 〈手順〉 ① Aさんに足浴の必要性を説明し，同意を得る。実施する場所はダイニングとする。 ② 使用物品を準備する。 ・たらい（バケツ）・レジャーシート（新聞）・石鹸・タオル・小タオル。 ③ レジャーシートを敷き，たらいに湯を汲む。 ④ 湯温は肘で確認する（38℃前後）。 ⑤ Aさんに楽な姿勢でたらいに両足を浸してもらう（3分程度）。 ⑥ 湯の中で小タオルに石鹸をつけ足を洗う。踵，足趾間は強めに洗う。 ⑦ たらいの湯を交換する。湯温は肘で確認する（40℃前後）。 ⑧ 両足を湯に浸す（3分程度）。 ⑨ 十分温まったら片足ずつ足を湯から出し，水分をタオルで拭く。 〈留意点〉 ・足浴中のAさんの呼吸回数，呼吸音に変化がないか確認する。 ・足浴前後の酸素飽和度を測定し，変化がないか確認する。 ・お湯の運搬中に酸素チューブにつまずかないように注意する。 ・床に水が落ちていないか，最後によく確認する。

　清潔ケアといっても，療養者のニーズと体調によって清拭や部分浴などケアの種類や方法，手順を調整する必要がある。上記は足浴を例に実施計画を記載したが，この実施計画を立案するにあたり，Aさんの足の状態はどうか，足浴の必要性を理解しているかなどについてアセスメントし，足浴がAさんのニーズと一致しているかを判断する必要がある。また，ケアを実施する際は，基本的に療養者の自宅にある物品を使用するので，Aさんの自宅にたらいやレジャーシートなど足浴に使用できる道具があるか，室内に足浴ができるスペースがあるかなど，事前に情報収集する必要がある。学生が看護計画を立案する際には，学生が何をど

こまで行うか，指導者に支援，確認してもらう部分はどこかを，実施計
画に明記する。

3 在宅看護の記録・報告

　在宅看護では，看護師が単独で実施することから，看護記録は療養者
や家族と情報を共有すると共に，実施したケアの質保証の観点からも必
要である。一人の療養者には地域内外の複数の専門職や機関が関わって
いるので，看護記録は他職種との情報共有にも活用しなければならない。
かかりつけ医への報告や，ケアマネジャーへの報告なども看護記録の情
報をもとに行う。

1) 訪問看護で使用される記録
●フェースシート
　氏名，年齢，病名，病歴，生活背景，家族構成，利用制度など，療養
者の基本情報を記載する書式である。
●訪問看護契約書
　訪問看護は利用者との契約に基づき行われるので，訪問看護の開始に
あたって利用者と事業所の間で契約書が交わされる。
●訪問看護報告書・計画書（**図5-2**）
　訪問看護は，かかりつけ医が作成する訪問看護指示書に基づいて実施
されるので，毎月かかりつけ医に対して訪問看護報告書と訪問看護計画
書を提出する。その月の訪問看護の実施状況と療養者の病状などの経過，
生活状況等を要約して報告し，翌月の看護計画を立案して提出する。
●訪問看護記録
　訪問ごとに療養者の病状や実施したケア，家族の状況などを記録し，
療養者や家族に対して説明する。看護計画の実施においては，看護目標
ごとに観察，アセスメントした内容と援助内容および対象者の反応を記
載する。また健康課題ごとに期待される成果にそって評価を記載する。
　看護記録は訪問看護提供時間内に行うことから，記録方法は簡便で効
率的であることが条件となる。最近では電子化された記録を使用する訪
問看護事業所が増加している。
●地図など
　事業所から療養者の自宅までのアクセスを地図上に図示し，記録に保
管する。自動車や自転車の駐車場所なども約束事として指定する。複数
の看護師が訪問する場合や緊急時訪問などで，スムーズに訪問するため
に必要である。
●看護要約
　看護計画の長期目標を評価して次の目標を立案する際に経過を要約す
る。また，入院や入所等に際して看護の継続を目的としたり，訪問看護

> 訪問看護計画書：かかりつけ医
> の指示に対して訪問看護の長期
> 目標と短期目標，ニーズとそれ
> に沿った具体的計画が記載され
> る。
> 訪問看護報告書：かかりつけ医
> に看護経過を報告する内容で，
> 訪問日，病状の経過，看護・リ
> ハビリテーションの内容，家庭
> での療養者・家族の状況が記載
> される。

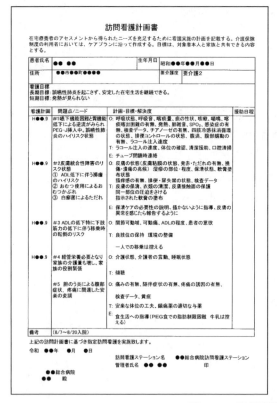

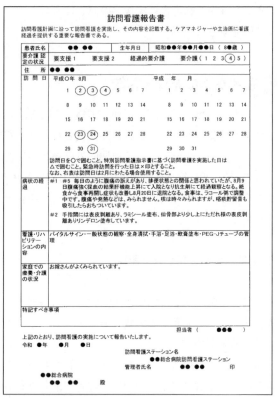

図5-2　訪問看護計画書・報告書

出典：和泉比佐子，上田泉編：地域・在宅看護学改訂版，p.151-152，クオリティケア，2023[3]

※訪問看護計画書は，療養者本人と家族が共有できる内容であり，長期目標と短期目標，ニーズとそれに沿った具体的計画が記載される。

※訪問看護報告書は，連携関係者に看護経過を報告する内容であり，訪問日，病状の経過，看護・リハビリテーションの内容，家庭での状況が記載される。

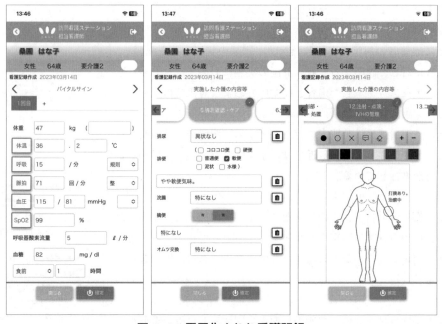

図5-3　電子化された看護記録

出典：アイフォーコム株式会社「訪問看護支援システム」の一部

の終了時に病状や療養生活の経過を要約する。

2) 看護過程に記録する内容

　看護過程の記録には，実施日，健康課題に対して OP に基づいて観察した客観的情報および主観的情報と判断，TP と EP に基づいて実施した内容と療養者の反応，それら対する評価を記載する。

> ポイント：
>
> 　実施と評価は，健康課題ごとに記載する。看護ケアは、観察・情報→判断→実施(反応を含む)を一連の記述として記載する(p.54 例を参照)。
>
> 観察・情報：観察したこと，得られた情報など看護の判断を行う前の情報を記載しよう
> ● 新たな情報，訪問時の環境や対象者の受け入れなども含め，観察データを記載する。
> 判断：実施する前のアセスメント内容を記載しよう
> ● 観察・情報の内容に基づき，訪問時に看護師が判断した内容を記載する。
> 　➤援助計画の立案の時に特定した健康課題の妥当性の判断
> 　➤援助計画に基づいた看護ケアを継続することの妥当性の判断
> 　➤現在の状況下で再アセスメントした内容
> 　　・援助計画の修正と，今その看護ケアを実施することの判断
> 　　・援助計画にある看護ケアを，今，実施することの不適切性とその中止の判断
> 　➤新たな情報に基づく健康課題の特定と，今，その看護ケアを実施することの可否判断
> 実施：自分が行ったケアと相手の反応の両方を記載しよう
> ● 実施した援助の内容とそれに対する対象者の反応を記載する。
> 評価：健康課題の評価，期待される成果の評価を記載しよう
> ● 援助計画に記載されている健康課題ごとの期待される成果にそって記載する。
> ● 新たな健康課題およびそれにそった期待される成果を記載する。
> ● 訪問後に再考した健康課題の優先順位とその理由を記載する。
> ● 次回以降の援助計画を具体的に記載する。

実施・評価記載例：

看護ケア			
（月／日）観察・情報	判断	実施（反応を含む）	評価
♯1 A氏は，心不全が悪化しないための行動をとることができる。			♯1の具体策（p.42参照）を実施した。
（1/10） ①訪問すると正座し，肩呼吸している。血中酸素飽和度（以下，SpO₂）；86％（右手示指装着）。在宅酸素療法（以下，HOT）機器の酸素流量は，3ℓ/分を示している。鼻カヌラを装着し，口すぼめ呼吸を始めている。	②口すぼめ呼吸，呼吸リハビリテーションにより，直ちにSpO₂および肩呼吸からの回復を促す必要あり。	③口すぼめ呼吸の間，バイタルサイン測定。Bp；144/90 mmHg，Ps；120回/分，R；20回/分。呼吸リハビリテーション（スクイージング）の実施。10分後，SpO₂；92％に回復。引き続き，自己トレーニングメニューを行った。	安静時，労作時のSpO₂の測定・記録，呼吸困難症状の把握など，症状の観察，HOT機器の適切な使用は，A氏が十分に行っていた。しかし，HOTにより生じた生活上の不便の対処として，HOTなしのトイレ歩行をA氏は試した。結果，呼吸困難が出現し，A氏は労作時の指示酸素流量，効果的な口すぼめ呼吸，看護師とともに呼吸リハビリテーションを実施し回復したものの，安全なHOTには課題が残る。
④A氏「今，試しに酸素なしで，トイレに行って来たところ。」SpO₂の自己測定記録には，90％以下はなく呼吸困難の記述もない。	⑤行動を正直に話している。SpO₂の自己測定記録から，恒常的な行為ではないと推測される。酸素なしでトイレ歩行可能を試した理由について尋ね，安全で可能な限り快適にHOTについて再度確認し，ともに工夫を考える必要がある。	⑥理由は，「ミシン使ったら，これ（HOT）が邪魔で。外してトイレに行けたら，ミシンの時はなくていいんじゃないかと思ってね。でも，懲りたわ。」と。 パンフレットを用いHOTの正しい方法，酸素消費量を最小にする動作を一緒に確認する。ミシン使用時の邪魔にならない様，手持ちの洗濯ばさみで台にカヌラを固定することを提案。	新たに「HOTによる生活上の不便を確認し，解決策をともに考える」を加える。A氏と良好なコミュニケーションを図り，思いを汲みつつ，「不適切なHOTの実施による呼吸困難がない」を期待される成果とする。

Ⅲ. 在宅看護の評価

1 短期的視点と長期的視点

　　実施した看護の評価は短期的視点と長期的視点にたって評価する。短期的視点は，訪問ごとに療養者の病状や生活の変化，実施した結果（成果）が短期目標（期待される成果）に向かっているかどうかを評価し，次回の訪問に反映させる。一方，長期的視点は，数か月から1年程度の範囲で設定された長期目標に対して，療養者・家族が望む暮らしに向かっているかどうかを評価する。

1）看護過程の評価

　短期目標に記載された期待される成果に対して，訪問ごとにケアを実施したことによりどのような成果，変化がみられたかを評価する。療養者の状態が期待される成果に対して達成されたのか，改善されたのか，安定した状態なのか，悪化しているのかなどを評価する。次に，看護計画の基となったアセスメントや計画自体の妥当性を評価する。対象者の反応や新たな情報からアセスメントや看護計画の妥当性があったか，新たな健康問題が発生していないか，モニタリング時期は妥当かなどを評価する。最後に自分の援助や態度，言動に反省すべき点はないか行動評価を行う。

ポイント：
◉ 期待される成果に基づく評価
　➤ケアの実施によりどのような成果，変化が見られたか（達成，改善，安定，悪化など）
◉ アセスメントや計画自体の妥当性の評価
　➤対象者の反応や新たな情報から，アセスメントや看護計画の妥当性があったか
　➤新たな健康問題が発生していないか
　➤モニタリング時期は妥当か
◉ 行動評価
　➤看護師（学生）の援助や態度，言動に反省すべき点はないか

2）長期目標の評価

　長期目標について，療養者や家族の変化をもとに評価する。療養者の病状の変化，生活機能やセルフケア能力の変化，家族の心身の健康状態，援助の適切性や効果，新たな健康課題の有無を客観的に評価する。担当看護師だけでなく，事業所内のカンファレンスなどを活用し，他の看護師からの評価を指標にする。また，関連する他職種からの情報，サービス担当者会議，ケアマネジャーのケアプランの評価なども評価の指標となる。

> サービス担当者会議：介護保険によって在宅ケアが実施される場合，利用者・家族，ケアマネジャー，サービス提供事業者などが，ケアプラン原案について多様な視点から議論し意思統一を図る[2]。

２ 評価を行う上での留意点

　看護計画は療養者・家族と共有するものであり，看護計画の実施にあたっては療養者・家族の合意と共に進めることになる（第4章 p.41 参照）。評価においても療養者・家族と共に行うことが望ましい。

３ 評価の活用

　評価の結果，目標が達成されたと判断した場合は計画を終了し，達成

　が不十分であると判断した場合には，看護過程のどの部分を追加修正するか検討する。

　評価では，解決・改善した健康課題と新たな健康課題の再統合が必要となる。優先順位や実施方法など，何らかの変更・修正が必要となる。健康課題の再統合には訪問後に再アセスメントした健康課題の優先順位とその理由を記載する。そして次回以降の援助方針を記載する。評価を看護過程に活用することは，看護の質向上に必須である。

○在宅看護の特性をふまえて看護計画を実施する。
○実施記録には，観察・情報，判断した内容と援助内容および対象者の反応，評価を記載する。
○看護過程の評価は，短期目標に基づいて抽出された健康課題ごとの期待される成果に対して行う。
○評価は，新たな健康課題および期待される成果を記載する。
○長期目標の評価は，療養者・家族が望む暮らしに対する到達度を指標とする。

◉ 引用参考文献

1）スーディ神崎和代編：在宅看護学講, p.68, ナカニシヤ出版, 2012
2）日本在宅ケア学会監修：在宅ケア事典, p.385, 中央法規出版, 2007
3）和泉比佐子, 上田泉編：地域・在宅看護学改訂版, p.151-152, クオリティケア, 2023

◉ 参考文献

河野あゆみ編：強みと弱みからみた在宅看護過程, 医学書院, 2018

第6章 訪問計画

- 訪問看護師が具体的な訪問計画を作成する必要性を理解する。
- 訪問計画に記載する要素と各項目における記載のポイントを理解する。

Ⅰ．訪問計画とは

　訪問計画とは，立案した看護計画の内容を訪問の一連の流れに落とし込み，時系列に沿って示した訪問時の行動計画である。看護が提供される環境や使用する物品が，ある程度一定である病院とは異なり，在宅では同じケアを提供する場合であっても，対象者によって，療養環境や使用できる物品が異なるため，より具体的な訪問計画が求められる。訪問時の行動手順は経験によって自然に進めることができるようになるが，事前に計画し訪問をイメージすることで，細やかな配慮がなされた援助を効率よく提供することにつながる。

　特に初学者（看護学生や新人訪問看護師）においては，訪問計画の作成が非常に重要である。訪問看護に初めて携わる場合には，同行訪問から開始することが多く，同行者の支援を受けながら訪問の自立を目指していく。訪問計画を具体的に記載することで，訪問者のケアの動線や思考を伝えることができるとともに，立案した訪問計画に基づいて，同行者や指導者からの助言・指導を受けることで，ケアの安全性を確保し，質を向上させることができる。

Ⅱ．訪問計画の書き方　表6-1　訪問計画の記載例

　訪問計画に記載する内容は，今回の訪問目標，健康課題，時間，具体的行動計画，必要物品（訪問鞄に準備するもの・療養者宅にあるもの），行動評価である。訪問計画の記載例を表6-1に示す。

1. 今回の訪問目標

　療養者または家族等を主語とする看護計画の目標とは異なり，訪問目標の主語はあくまで訪問看護師自身である。その日の訪問で達成すべきことは何かを考え，今回の訪問目標として記載する。必ずしも看護計画に沿っている必要はなく，計画に上がっていないような「ケアを通して療養者・家族との援助関係を築く」といった目標としてもよい。訪問終了後には，この目標を達成するための行動ができたかについて評価していくことを想定し，今回の訪問で評価および達成可能な目標設定が重要である。

2. 健康課題・具体策

　基本的には緻密なアセスメントを通して検討された健康課題，看護計画に沿って訪問を組み立てる。今回の訪問に関わる健康課題とその具体策を記載することで，本日実施することが明確になり，これまでの一連の看護過程に基づいた個別性のある訪問計画を立案することができる。まずはその日に行う具体策を本項目で整理し，具体的行動計画でそれらをどのような手順や方法で実施するのかを検討していく。

3. 時間

　療養者と契約している訪問時間が何分かによって，1回の訪問で実施できる援助は限られる。それぞれの援助にどれくらいの時間を割くのかについて想定しておくことで，時間内で実施可能な訪問計画を立てることができる。医療処置や排泄ケアなどは，療養者の状態によって想定よりも長く時間がかかることもある。そのような援助にはあらかじめゆとりを持った時間設定が必要である。

表6-1　訪問計画の記載例

今回の訪問目標	1. A氏の体調に配慮しながら，援助を安全に実施する。
	2. A氏・B氏（介護者）とコミュニケーションを取り，
健康課題と具体策	#1　骨折による体動困難，栄養状態の悪化に伴い，仙骨部に
	#2　薬剤の副作用，水分摂取量の低下，ADL低下に伴う

時間	具体的行動計画	
9：00 -9：05	①「こんにちは，○○訪問看護ステーションの○○です。本日はよろしくお願いいたします」と挨拶し，家の中に入る。 ②家の中に入り，廊下や玄関先の段差等の有無について観察する。 ③洗面所を使用する了承を得て，手洗い，手指消毒を実施する。	
9：05 -9：15	④A氏に挨拶し援助予定を伝え，本日までの状態を伺う。バイタルサインの測定，腹部・胸部の聴診，触診を行う。 　胸背部の聴診：上方から下方に向かって左右対称に聴診する。胸部の聴診の後，A氏に側臥位になっていただき背部の聴診を行う。必要時体位変換を介助する。 　腹部の聴診：プライバシーや寒さに配慮し，了承を得てから腹部を露出する。腸の走行に沿って聴診する。 　腹部の触診：自覚症状の有無を確認しながら腹部全体を触診し，圧痛，腹部緊満の有無を確認する。 　測定結果と観察内容をA氏・B氏に伝え，連絡ノートに記載する。 　排泄回数，便の性状を確認し，排泄ケア（下剤の調整，浣腸の実施等）の必要性を判断する。	
9：15 -9：35	⑤グリセリン浣腸の実施 ・準備 　A氏・B氏へ浣腸の必要性を説明し，必要物品を準備する。B氏に浣腸を温める50℃前後のお湯を洗面器に準備するよう依頼する。温めている間にその他の物品を準備する。感染防護具を装着し，防水シートを敷く。前腕内側で浣腸が人肌程度になっていることを確認する。 ・実施 　おむつを外し，A氏にベッド柵に掴まるよう促し，左側臥位にする。A氏に深呼吸するよう促し，ゼリーを塗った浣腸チューブを5～6 cm肛門内に挿入し，20秒かけて60 mLをゆっくり注入する。側臥位か仰臥位で3～5分程度我慢するように説明する。不快症状がないか適宜声かけし確認する。便意が催されない場合は，必要時腹部マッサージや温罨法の実施を検討する。排便の終了後，換気し，便で汚染された部位を洗浄し，褥瘡処置に移行する。 ⑥褥瘡処置	
-10：00	⑨本日の援助が終了したことを伝え，次回の訪問予定を伝え退室する。	

4．必要物品

　それぞれの援助に必要な物品は何か，それらの物品は看護師が持参する訪問鞄に準備しているものか，療養者宅にあるものを使用するのかを整理する。訪問看護師は1日に複数の療養者宅に訪問し，利用者宅から利用者宅へ移動したり，直行直帰により訪問することもある。必要物品をあらかじめ整理することで，物品の不足によって事業所に補充しに行くことを防ぎ，効率的に訪問に回ることができる。

援助関係を結ぶ。		
ステージⅡの褥瘡がある（実在型）　具体策：OP1-10），TP1.3），EP1）		
便秘がある（実在型）　　　　　　　具体策：OP1.3-5），TP1-3），EP1-3）		
必要物品（訪問鞄）	必要物品（療養者）	行動評価
液体せっけん，ハンカチ，アルコールジェル 聴診器，血圧計	 体温計	・入室前やケアの実施前後で手指消毒や使用物品の消毒を実施し，適切な感染対策ができた。 ・本日B氏とは初対面であったが，緊張を緩和させる声かけが十分にできず，介護に対する思いや負担に感じていることなどを聴取することができなかった。 ・ケアの動線を意識した物品の準備・配置ができ，A氏の体位変換を最小限にすることができた。 ・ケア中にはA氏に声掛けをしながら不快症状やプライバシーに配慮した関わりができ，計画した援助を安全に実施することができた。
手袋×3双，マスク，エプロン	グリセリン浣腸60 mL，潤滑ゼリー，防水シーツ，おむつ，石鹸，洗浄ボトル，トイレットペーパー，お湯，洗面器	上記よりA氏の体調に配慮し，計画した排泄ケア，褥瘡処置，清拭を安全に実施することができたため，訪問目標1は達成できたと考える。B氏とは十分なコミュニケーションが取れなかったため，次回はB氏とのコミュニケーションに焦点を当てた訪問目標を設定する必要がある。

※侵襲を伴う処置などは，初学者単独で行わず，同行者（指導者）と一緒または同行者が単独で実施することがある。
　だれが実施するのかが分かるように記載する。
　　同行者と一緒に実施する行動：下線
　　同行者が単独で実施する行動：網かけ

5．行動評価

　行動評価とは，訪問目標に沿って自らの行動を客観的に振り返り，自分自身の行動が適切であったかを評価することである。療養者の反応等に基づいた健康課題の評価は，実施・評価で行うため，ここではあくまで自分自身の行動に対する評価である。以下の視点で評価し，次回以降の訪問の改善に役立てる。

　　・計画通りに実施できたのか，計画通りにできなかったのはなぜか
　　・計画を変更した場合，なぜそのように判断したか，判断が適切だったか
　　・よかった点，改善できる点は何か
　　・訪問目標は達成できたか，訪問目標は適切であったか

6. 具体的行動計画

行動計画を記載する際のポイントを以下に示す。

○だれが訪問しても同じく実施できるよう，具体的に書く

在宅では，チームで訪問看護を提供する場合や緊急で訪問する場合など，必ずしも毎回同じ看護師が訪問できるわけではない。初めての訪問者であっても，療養者に合った援助をスムーズに行うことができるよう，だれが見てもすぐに行動に移すことができ，だれが実施しても同じ行動ができるように，分かりやすく記載することが求められる。作成した計画を訪問したことのない同僚や同じグループの学生に見てもらい，訪問のイメージができるか確認するのもよいだろう。必要時は療養者・家族への声かけも「　　」内にセリフで記載する。

○ 5W1H「いつ，どこで，だれが，何を，なぜ，どのように」を意識する

在宅では環境そのものの個別性がケアに大きく反映されるため，たとえ同じ援助であっても，その実施環境や方法は異なる。5W1Hで整理することで，根拠を持った援助が提供できるとともに，不足しているケアや情報に気付き，訪問計画の適切性を見直すことにつながる。

○訪問開始から終了までの動線を意識して，効率的かつ負担のない順番を考える

訪問看護では，限られた時間内に計画した援助を提供しなければならない。そのため，ケアの動線や効率性，療養者の安全や負担を考慮した訪問計画の組み立てが必要である。例えば，ベッド上安静の療養者に対して，バイタルサインの測定，清拭，褥瘡処置，浣腸の看護計画を立案した場合，訪問計画は以下の順番になる。

①バイタルサインの測定
  ↓
②浣腸
  ↓
③褥瘡処置
  ↓
④清拭

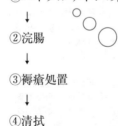

○行動順を考える訪問看護師の思考
 ①：侵襲を伴うケアを行うため，実施可能か否か，バイタルサインの測定によって判断しよう。
 ②：衣服や褥瘡部が汚染する可能性があるため，便処置は褥瘡処置や清拭より先にしよう。
 ③：なるべく褥瘡部が清潔な時間を長く保てるように便処置の後にしよう。
 ④：②③により，衣服や皮膚が汚染する可能性があるため，1度で清拭・更衣が終えられるように最後にしよう。

実際の訪問では，便処置に多くの時間を要するなど，療養者や介護者の状況によっては，計画したすべての援助を実施することができない場合がある。今回の訪問で必ず実施しなければならない援助は何かを考え，次回の訪問に回してよいこと，家族や介護者に任せてよいことなどを整理し，ケアの優先順位を考えた臨機応変な対応が必要である。

○ケアの動線や効率性，療養者の安全や負担を考慮した具体的な訪問計画を組み立てる。

○在宅療養者それぞれの環境や生活背景などの個別性に応じた計画を立てる。

○自身の行動を評価し，次回の訪問に向けた自己の課題を明らかにする。

第7章 看護過程の実際——事例別の展開

- 看護過程の実際を事例を通して理解する。
- Ⅰ基礎的データ・Ⅱアセスメントを読みとり，Ⅲ①統合の関連図を描くことができる。
- 関連図から全体像，健康課題の特定，看護計画の立案へと進めるよう，理解を深める。

アルツハイマー型認知症のある事例
「独居　週1回，60分訪問看護利用」

【事例の概要】

A氏　女性　80代前半

アルツハイマー型認知症　高血圧症　骨粗鬆症　大腿骨頸部骨折

　A氏は3年前に自宅で転倒し，大腿骨頸部骨折のため入院し，手術を受けた。歩行訓練を受けて，独歩ができる状態となり退院した。退院後より，もの忘れが見られるようになった。長女のB氏は「年のせいだろう」としばらく様子を見ていたが，頻繁にもの忘れが見られるようになったため，もの忘れ外来を受診したところ，アルツハイマー型認知症と診断された。現在，A氏はアルツハイマー型認知症，高血圧症，骨粗鬆症の服薬治療中である。A氏は5年前に夫を亡くしてから，月額約13万円の年金受給を受け，ひとり暮らしをしている。同じ市内に在住の長女のB氏は週3回のパート勤務の日以外は，A氏の家を訪れて介護をしてきた。しかし，最近になって認知症が進行し，今までできていたことが徐々にできなくなり，生活のリズムが崩れて，日中にぼんやりしていることも増え，B氏がいなければ，十分な食事を食べることができなくなってきた。さらに，A氏は食べ物をタンスの引き出しにしまいこんで腐らせたり，失禁して汚れた下着を隠すようになった。B氏は疲労が蓄積し，A氏に対して苛立ち，きつくあたってしまうことがあり，その後で後悔して落ち込むということが続いている。

　B氏の夫（C氏）は仕事で帰宅が遅く，B氏の長男（D氏）は他県で一人暮らし，次男（E氏）は大学生である。B氏の妹（F氏）は遠方に住んでおり，F氏の娘（H氏）が受験生のため直接介護をすることができず，A氏の様子を電話で確認している。

　B氏は，これまでの経過の中で，ケアマネジャーに勧められたデイサービスや訪問介護サービスを利用しようと試みたが，いずれもA氏が拒否をして，利用開始には至らなかった。今回は，A氏の主治医に相談したところ，訪問看護サービスの利用を勧められ，訪問看護ステーションとの契約を終えたところである。B氏は訪問看護師にいろいろと相談したいと思っているが，またA氏が訪問看護サービスを拒否するのではないかと心配している。

┌───┐
【この事例をアセスメントするにあたってのポイント】
1. Ａ氏の認知症の進行によって引き起こされる生活への影響は何か。
2. Ａ氏の生活への影響と健康状態との関係はどのようなものがあるか。
3. Ａ氏や家族は認知症をどのように捉え，どのような思いを抱いているのか。
4. Ａ氏や家族は今後どのような生活を送りたいと思っているのか。
5. Ａ氏や家族が望む生活を送るために必要な支援やサービスは何か。
└───┘

Ⅰ 基礎的データ　事例の概要

施設名　　○○訪問看護ステーション

氏　名（イニシャル） Ａ氏	年齢：　80 代前半		
	性別：　女性	職業：専業主婦	

訪問看護の利用のための保険の種類：医療・　介護 ・　その他（　　　　　　　）
介護度：要支援 1・2　要介護 1・2・3・4・5・非該当
障害等の認定：なし
日常生活自立度：　自立　J1　J2　A1　A2　B1　B2　C1　C2
認知症高齢者の自立度：　自立　Ⅰ　Ⅱa　Ⅱb　Ⅲa　Ⅲb　Ⅳ　M

主たる傷病名　　アルツハイマー型認知症
傷病の経過と現在の病状・治療状況
3 年前に自宅で転倒し，大腿骨頸部骨折のため入院し，手術を受けた。歩行訓練を受け，独歩ができる状態で退院した。退院後，徐々に物忘れが多くなり，長女のＢ氏と共にもの忘れ外来を受診したところ，アルツハイマー型認知症と診断された。現在，Ａ氏はアルツハイマー型認知症，高血圧症，骨粗鬆症の服薬治療中である。最近，Ａ氏の認知症が進行し，食事や排泄に支障が生じており，Ｂ氏の疲労が蓄積している。これまでの経過の中で，デイサービスや訪問介護サービス利用も検討されたが，Ａ氏の拒否により利用開始には至らず。Ｂ氏が主治医に相談したところ，訪問看護サービスの利用を勧められ，1 週間前に訪問看護指示書が発行され，今週から訪問開始となる。

サービスの利用状況（公的なサービス・非公的なサービスや支援など）

時間帯＼曜日	月	火	水	木	金	土	日
AM		訪問看護 60 分					
PM							

住宅改修：段差の解消
福祉用具購入：シャワーチェア，滑り止めマット，バスグリップ

家族構成〈キーパーソン：長女〉

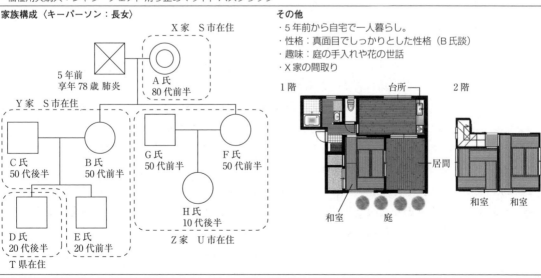

その他
・5 年前から自宅で一人暮らし。
・性格：真面目でしっかりとした性格（Ｂ氏談）
・趣味：庭の手入れや花の世話
・Ｘ家の間取り

長女のＢ氏は市内在住（Ａ氏の家まで車で 30 分）。パート（週 3 回）がない日はＡ氏の自宅に泊まり世話をしている。次女のＦ氏はＵ市在住で遠方であり，様子確認の電話をしている。

<h1 align="center">事例の詳細情報</h1>

1 現在の治療状況

病　　　　名	アルツハイマー型認知症
通　　　　院	内科～1回/月（1人で受診）
服　　　　薬	1回/日（朝食後：ドネペジル塩酸塩 5 mg，アムロジピンベシル酸塩錠 5 mg/夕食後：バルサルタン錠 40 mg），2回/日（朝食・夕食後：アルファカルシドールカプセル 0.25 μg），1回/週（朝食後：アレンドロン酸ナトリウム水和物 35 mg）
訪問看護 指示内容	病状の観察，療養上の世話，服薬管理，家族への指導・相談（発行日1週間前）

2 既往歴と現在の症状

既　　　　往	60歳から高血圧症で内服治療継続。 77歳の時に大腿骨頸部骨折をし，入院。以降，骨粗鬆症の内服治療を行っている。
認 知 症 状	タンスの引き出しの中に食べ物をしまいこみ腐らせることがある。ガスの火を消し忘れて鍋をこがすことが増えている。台所や浴室の水が出しっぱなしになっていることがある。汚れた下着を隠していることがある。パジャマの上に何枚も洋服を重ね着している。暑い日にセーターを着ていたことがある。

3 日常生活状況及び介護状況

食　　　　事	長女のB氏がいる時は，できるだけ規則正しい生活を送るために，1日3食の食事は決まった時間に食べさせるようにしている。B氏がいなければ1日3食食べていない。B氏が作り置きした料理は冷蔵庫の中に入ったままになっている。菓子パンやカップ麺がたくさん置いてある。B氏はA氏がやせてきていることを最も心配している。
排　　　　泄	尿失禁をしてしまうことがある。
清　　　　潔	B氏がそばにいて見守りがあると，入浴は自分でできる。
移　　　　動	独歩
更　　　　衣	衣服の脱ぎ着はできている。
過 ご し 方	日中は寝ているか，ぼんやりしていることが多い。夕方から動き出して，近所のコンビニに買い物へ行くこともある。「財布が…，財布がない…」と夜中に探しまわり，朝方に眠る。A氏は，もともと家事全般が得意で完璧にこなしていたことから，「家のことは長年きちんとしてきたから，今もね，きちんとやっていますよ。娘にはいろいろ言われていますけど」と話している。調子が良い時は，庭に出て草むしりをしたり，草花に水をあげたりしている。
コミュニケーション	A氏は，「言葉がさっぱり出てこなくなってしまって…。からっぽです」と話している。
社 会 交 流	もともと社交的で近所に友人が多かった。最近は施設に入所する人や亡くなる人が増えており，親しい友人が少なくなっている。

4 家族に対する思い

認知症発症前は,「子どもたちの迷惑にはなりたくない。自分のことは自分でやる」と言っていた（B氏談）。

5 在宅生活の選択の意思

認知症発症前は,「亡き夫が建ててくれた大事な家だから, きちんと手入れをして長く住み続けたい」と言っていた（B氏談）。

6 介護者（B氏）の状況

パートがない日は, A氏の自宅に泊まって世話をしている。パートの日は帰宅後に自身の自宅（Y家）の家事をしている。最近は, 疲労が溜まり, 苛立ってA氏にきつくあたってしまい, その後に後悔して落ち込むことが続いている。

7 家庭内の役割

・C氏（B氏の夫）は, 管理職で帰宅が遅く外食が多い。B氏にA氏の施設入所を考えたらどうかと言っている。
・D氏（B氏の長男）は, T県で一人暮らしをしている。
・E氏（B氏の次男）は, 買ってきた惣菜や弁当で食事を済ましている。
・F氏（次女）は, 遠方に住んでおり, 娘のH氏が受験生で直接介護をすることができない。A氏の様子を確認するために電話をしている。

8 社会資源活用状況

介護保険：要介護2
医療機関・主治医：K病院内科　M先生
居宅介護支援事業所：J居宅介護支援事業所　ケアマネジャー：介護福祉士R氏
訪問看護：訪問看護ステーションL
住宅改修：家の中の段差を解消し, バリアフリーである。
福祉用具購入：シャワーチェア, 滑り止めマット, バスグリップ購入

9 経済状況

主な収入は夫の遺族厚生年金・A氏の老齢基礎年金（月約13万円）。保険は後期高齢者医療保険。

10 住環境

築40年の2階建ての一戸建てで持ち家。
間取りは, 1階に台所と居間と和室1室, 2階は和室2室。
居間から庭に出ることができる。
2階は物置部屋になっており, 1階で生活している。
地域の状況：S市在住。近隣は古くからの家と新しい家が混在している。コンビニエンスストアまで徒歩5分, スーパーが徒歩10分のところにある。

訪問看護利用者を対象とした必須アセスメントシート

<u>　　　　　Ａ　　　様</u>

住所　　○○○　　　　　　　　電話番号，緊急連絡先　　△△△ - △△△△

領　域	視　　点		情　　報
Ⅰ 基本情報	・どこに，誰と，どんな住宅に住み，どんな仕事をしているのか等を全体的に把握する。 ・在宅で療養生活を送る上で，住居や周囲の地域環境，医療やサービスにかかる費用，経済状況などを把握し，負担はないか判断する。	家族構成	①本人・家族成員の状況 A氏：80代前半女性。 　　　S市在住。専業主婦をしてきた。 　　　要介護2。 　　　5年前から1人暮らし。 長女（B氏）：50代前半 　　　市内在住（A氏の家まで車で30分）。パート勤務（週3回）。 　　　夫・次男との3人暮らし（長男は別居）。 次女（F氏）：50代前半 　　　U市在住（A氏の家まで電車で4時間）。夫・長女と3人暮らし。 　　　　　　　　　　　　　　【訪問看護記録サマリー】
		経済	②健康保険 　後期高齢者医療保険
			③経済状況 　夫の遺族厚生年金・A氏の老齢基礎年金（月約13万円） 　　　　　　　　　　　　　　【訪問看護記録サマリー】
		住環境	④住居形態：築40年の2階建ての一戸建てで持ち家。
			⑤間取りは，1階に台所と居間と和室1室，2階は和室2室。 　居間から庭に出ることができる。 　2階は物置部屋になっており，1階で生活している。 　住宅改修：家の中の段差を解消し，バリアフリー。 　　　　　　　　　　　　　　【訪問看護記録サマリー】
		地域環境	⑥道路，交通機関 　近隣は古くからの家と新しい家が混在している。コンビニエンスストアまで徒歩5分，スーパーが徒歩10分のところにある。 　　　　　　　　　　　　　　【訪問看護記録サマリー】
			⑦自然環境：情報なし
Ⅱ 療養者の健康状態	・現在，どのような症状が出現しているのか，どのような治療が必要なのかを把握する。 ・その症状によって日常生活の中で影響を及ぼしている部分はどの部分なのかを把握する。 ・医療状況，生物身体面の機能だけではなく，精神面の機能も含めて，全体の健康状態を把握する。 ・本人の疾患，治療状況，症状，日常生活行動と各項目を把握するとともに，包括して全身状態を把握する。	医療状況	⑧既往歴： 60歳〜高血圧症， 77歳大腿骨頸部骨折，骨粗鬆症 ⑨現病歴：アルツハイマー型認知症 　　　　　　　　　　　　　　【訪問看護記録】
			⑩主治医，治療方針： 内服治療： 1回/日（朝食後：ドネペジル塩酸塩5 mg，アムロジピンベシル酸塩錠5 mg/夕食後：バルサルタン錠40 mg）。 2回/日（朝食・夕食後：アルファカルシドールカプセル0.25 μg）， 1回/週（朝食後：アレンドロン酸ナトリウム水和物35 mg） 　　　　　　　　　　　　　　【訪問看護記録】 訪問看護指示内容：病状の観察，療養上の世話，服薬管理，家族への指導・相談（発行日1週間前） 　　　　　　　　　　　　　　【訪問看護指示書】
			⑪受療状況：月1回，K病院内科

情報源を明確にしましょう。

認知症の進行に伴い，引き起こされる生活への影響は何だろう？
そのことによって，A氏の健康状態がどうなるのか，考えてみよう！

※1　認知症の中核症状
中核症状とは脳の神経細胞が障害されて生じる症状である。主な症状として，以下の症状がある。
①記憶障害：新しいことを覚えられない。以前のことを思い出せない。
②見当識障害：人，時間，場所がわからない。
③判断力の低下：生活場面において危機回避などの判断ができない。
④実行機能障害：段取りができない。計画が立てられない。
⑤失語：物の名前が出てこない。
⑥失行：衣服の着方や道具の使い方がわからない。
⑦失認：品物を見ても何なのかがわからない。

【Ⅱ アセスメント】

記入者：　　　　　　　日付：　年　月　日

> A氏はこれまでどのような生活を送ってきたのか？
> 家族の歴史をふまえながら、考えてみよう！

アセスメント内容	アセスメント結果
・A氏は夫が亡くなった5年前から築40年の一戸建てに1人で暮らしている。家を新築した頃は、長女のB氏と次女のF氏は10代前半であり、学校の入学・卒業、就職、結婚、出産など家族のライフイベントが多くあり、A氏にとって思い出の多い家であると考えられる。さらに、A氏は専業主婦をしていたことから、家で過ごす時間が多く、家に対する思い入れがあると推測する。	 （療養者および家族の強み、今後確認が必要な内容についても明記しましょう。） A氏は、専業主婦をしていたことから、家で過ごす時間が多く、家に対する思い入れがあると推測する。
・A氏の家まで車で30分の距離に住んでいる長女のB氏が主介護者である。次女のF氏はA氏の家まで電車で4時間かかり、A氏の家からは遠く、直接的な介護は難しいと考える。 ・A氏は現在、要介護2の介護保険認定を受けていることから1か月あたりのサービス利用限度額は19万7,050円（2022.12月現在）。自己負担は経済状況から1割負担のため、19,705円までのサービスが利用できる状況である。	
・経済状況は、年金受給額（月額）が約13万円であり、年間では約156万円である。厚生年金保険加入者の平均年金月額（老齢年金）は14万6,000円[1]であり、平均所得より下回っていることから、経済的に困っていることがないかをA氏および家族に確認していく必要がある。	A氏および家族に経済的に困っていることがないかを確認する。
・住環境について、介護保険サービスを利用し持ち家をバリアフリーに住宅改修されている。手すりの設置や居間から庭へ出る際の段差解消など他に住宅改修の必要性がないか確認をする必要がある。 ・2階は物置部屋であるが、2階へ行くことがあるか、行く場合はどの位の頻度かを確認し、安全に移動することができるよう対応していく必要がある。	手すりの設置や段差解消など他に住宅改修の必要性がないかを確認する。 2階に行くことがあるか、行く場合はどの位の頻度かを確認する。
・古くからの家と新しい家が混在していることから、若い世代から高齢者まで住んでいると考えられる。顔なじみの地域住民がいるのか情報を得ていく必要がある。 ・徒歩圏内にコンビニエンスストアやスーパーがあり、利便性の良い場所に住居がある。A氏が1人で買い物に出かけることも考えられるため、歩道や坂の有無、車の交通量など道路状況の情報を得ていく必要がある。	顔なじみの地域住民がいるのか確認する。 歩道や坂の有無、車の交通量などの道路状況を確認する。
・認知症の進行による<u>平衡バランス感覚や危険認知能力の低下、活動意欲の低下に伴う下肢筋力の低下</u>により、転倒が起こりやすいと考えられる。A氏は骨粗鬆症の既往があるため転倒が骨折につながりやすいと考えられ、転倒予防が必要である。A氏の行動パターンを把握した上で、転倒を誘発する可能性のある家具や床の状態等の情報を得て、環境の整備が必要である。 ・A氏は高血圧症、骨粗鬆症、アルツハイマー型認知症の服薬治療中である。認知症の進行による記憶力の低下、見当識の低下、理解力や判断力の低下などの中核症状[※1]があることにより、薬の飲み忘れや飲みすぎ、飲み間違いが起こり、治療の効果が得られず、副作用を引き起こす可能性がある。特にアムロジピンベシル酸塩錠およびバルサルタン錠を過剰に服薬してしまった場合に著しい血圧低下に伴い、意識レベルの低下等が起こる可能性がある。アルファカルシドールカプセルを過剰服薬した場合には高カルシウム血症を引き起こす可能性がある。ドネペジル塩酸塩の過剰服薬の場合には嘔吐、流涎、低血圧、虚脱、呼吸抑制等のコリン系副作用が起こる可能性がある。いずれの場合も<u>生命を脅かす状態</u>につながるため、服薬管理の工夫が必要である。 ・月1回K病院の内科を受診し、定期的な状態把握を行っている。医師から訪問看護への指示内容には、病状の観察や服薬管理がある。A氏の服薬状況や症状の出現の有無を把握し、体調を維持できるよう支援していく必要がある。	認知症の進行による平衡バランス感覚や危険認知能力の低下、活動意欲の低下に伴う下肢筋力の低下により、転倒が起こりやすい。 A氏は骨粗鬆症の既往があるため転倒が骨折につながりやすい。 転倒を誘発する可能性のある家具や床の状態等を確認する。 認知症の進行による記憶力の低下、見当識の低下、理解力や判断力の低下などの中核症状があることにより、薬の飲み忘れや飲みすぎ、飲み間違いが起こり、副作用を引き起こす可能性がある。 A氏の服薬状況や症状の出現の有無を確認する。

領　域	視　　点	情　　報
		⑫バイタルサインズ 血圧：134 / 80 mmHg 脈拍：68 回/分（不整なし） <div align="right">【主治医からの情報】</div>
		⑬身長，体重とその変動 （2 週間前の外来受診時） 身長：148 cm 体重：40 kg BMI：18.2 <div align="right">【主治医からの情報】</div>
	※2　低栄養状態の指標 厚生労働省が高齢者の生活機能を把握するために作成した基本チェックリストでは，対象者となる低栄養状態の高齢者の指標として，① BMI が 18.5 未満，② 6 か月で 2 ～ 3 kg の体重減少を用いている [2]。	⑭栄養状態 ・B 氏がいなければ，1 日 3 食食べていない。 ・B 氏が作り置きした料理は冷蔵庫の中に入ったままになっている。 ・菓子パンやカップ麺がたくさん置いてある。 ・B 氏は A 氏がやせてきていることを最も心配している。 <div align="right">【訪問看護記録】</div>
		⑮アレルギー　不明
		⑯歯・口腔内　不明
		⑰排泄 尿失禁をしてしまうことがある。 <div align="right">【訪問看護記録】</div>
		⑱皮膚・清潔　不明
		⑲疼痛：なし
		⑳麻痺，拘縮，バランス　不明
		㉑意識レベル：問題なし
		㉒感覚機能　不明
		㉓ ADL/IADL ・要介護度：要介護 2 ・障害高齢者の日常生活自立度：A2 <div align="right">【主治医からの情報】</div>・食事：自立 ・入浴：B 氏がそばにいて見守りがあると，自分でできる。 ・更衣：自立 ・整容動作：寝ぐせがあり，髪が乱れている。 ・移動：独歩 ・買い物：近所のコンビニで買い物をしている。 ・調理，洗濯，掃除：もともと専業主婦で家事全般が得意で完璧にこなしていたが，今は何もできなくなっている（B 氏談）。 ・服薬管理：不明 ・金銭管理：不明 <div align="right">【訪問看護記録】</div>

（生物身体機能）

	アセスメント内容	アセスメント結果
	・血圧および脈拍は安定しているといえるが，服薬の状況によって変動する可能性があるため今後も継続して観察が必要である。 ・A氏のBMIは18.2であり，標準といわれている18.5以上25未満より低い数値であることから，やせている状態である。また，6か月で2～3kgの体重が減少している場合も低栄養状態の指標※2となるため，定期的に体重測定を行う必要がある。栄養状態について，A氏はB氏が不在時には，食事をとれていないことから，認知症による見当識・実行機能障害が出現し，食事の時間，食事の用意，食べ方等がわからなくなり，必要な量の食事や水分を摂取できていない可能性がある。BMIが低値であることからも低栄養状態リスクがあり，活動意欲の低下や筋力の低下，易感染性につながる可能性がある。食事内容については不明であるため，A氏のこれまでの食事に関する生活歴や食嗜好を把握した上で，美味しく楽しく食べることができるように工夫していく必要がある。また，アレルギーや歯・口腔内の状態も把握し，食事に影響する要因を考えていく。 ・排泄について，A氏の尿失禁は機能性尿失禁の可能性があることから，ADLの低下によるものか見当識障害など認知機能低下によるものか把握する必要がある。また，A氏の排泄状況についても把握していく必要がある。	A氏のBMIは18.2で痩せており，低栄養状態のリスクがある。 認知症による見当識・実行機能障害が出現し，B氏が不在時には，食事の時間，食事の用意，食べ方等がわからず，食事摂取量の低下から低栄養状態を引き起こす可能性がある。 A氏のこれまでの食事に関する生活歴や食嗜好を確認する。 アレルギーや歯・口腔内の状態も把握する。 尿失禁の原因，排泄状況を確認する。
	・A氏は要介護2であることから，軽度の介護を要する状態であり，障害高齢者の日常生活自立度がA2であることから，外出の頻度が少なく，日中も寝たり起きたりの生活をしている状態である。 ・食事や更衣，独歩で近所のコンビニへ買い物に行くなど動作自体は自分で行うことができているが，時間や状況にあわせた動作は難しくなっている。このため，A氏が行うことが難しい部分を支援しながら，できている動作は維持できるよう関わっていく必要がある。 ・現在B氏の見守りにより，A氏は入浴することができているが，入浴時の困りごとをA氏・B氏に確認し，今後も安全に入浴ができるよう支援が必要であると考える。また，整容について，整髪はA氏のみでは難しくなってきている可能性があるため，普段の整髪，歯磨きや爪切りなどの状況も把握し，より快適に過ごすことができるよう対応を検討する必要がある。 ・調理や洗濯，掃除といった家事は，A氏の長年の習慣であると共に得意なものであり，家事を通して家族を支えてきたという役割意識があると考える。現在は行うことができなくなり，手段的日常生活動作が難しくなってきている。服薬や金銭管理についても現状を把握し，A氏の体調が悪化せず，少しでも不安なくA氏の役割意識を維持しながら安全に生活を送ることができるよう支援していく必要がある。	近所のコンビニへ買い物に行くことができている。 A氏はB氏の見守りにより入浴することができている。 A氏・B氏に入浴時の困りごと，普段の整髪・歯磨きや爪切りなどA氏の整容状況について確認する。 A氏が家事をすることは長年の習慣であると共に得意なことで，家事を通して家族を支えてきたという役割意識がある。 A氏の金銭管理の現状を把握する。

領　域	視　　点		情　報
		精神機能	㉔精神状態，意識，知能 性格：真面目でしっかりとした性格（B 氏談） 【訪問看護記録】
	※3　FAST（functional assessment staging） アルツハイマー病に限定した認知症の重症度を横断的かつ縦断的に評価できるものとして広く使用されている。Stage 1 ～ 7 の段階がある。Stage 5 の中等度は，着替えが適切に行えず援助が必要等といった日常生活における基本的な作業場面での不適切な行動が見られる状態である。Stage 6 の高度は，パジャマの上に服を重ねて着るといった不適切な着衣，尿失禁がみられる等の状態である。		㉕認知 ・認知症高齢者の日常生活自立度：Ⅲ a 【主治医からの情報】 ・タンスの引き出しの中に食べ物をしまいこみ腐らせることがある。 ・汚れた下着を隠していることがある。 【訪問看護記録】
			㉖記憶・記銘 ・ガスの火を消し忘れて鍋をこがすことが増えている。 ・台所や浴室の水が出しっぱなしになっていることがある。 【訪問看護記録】
			㉗見当識 ・パジャマの上に何枚も洋服を重ね着している。 ・暑い日にセーターを着ていたことがある。 【訪問看護記録】
			㉘知覚，思考，感情，気分，意欲，行動 不明
Ⅲ 療養者の心理社会機能	・本人の日常生活を全体的に把握する。 ・生活時間，生活習慣など，どんな生活をしているのか，どんなふうに療養生活を送り，どんな思いで暮らしているのか，本人の生活，人生等を把握する。 ・本人の家族に対する思い，周りの人々との交流や社会とのつながり，本人の大切にしていること等，その人の価値観，QOL を考える。	暮らし方	㉙活動範囲 不明
			㉚生活習慣，生活リズム ・「財布が…，財布がない…」と夜中に探しまわる。朝方に眠る。 ・日中は寝ているか，ぼんやりしていることが多い。 ・夕方から動き出して，近所のコンビニに買い物へ行くこともある。 〈B 氏がいるとき〉 ・できるだけ規則正しい生活を送るために，1 日 3 食の食事は決まった時間に食べさせるようにしている。 ・調子が良い時は，庭に出て草むしりをしたり，草花に水をあげたりしている。 〈B 氏がいないとき〉 ・昼の間中，眠っている時もあるようで，生活リズムが崩れている。今まではきちんと家事をする人だったのに，今は何もできなくなっている。（B 氏談） 【訪問看護記録】
			㉛生活意欲 ・A 氏は，「家のことは長年きちんとしてきたから，今もね，きちんと，やっていますよ。娘（B 氏）にはいろいろ言われていますけど」と話す。 【訪問看護記録】

A 氏は認知症について，どのように捉えているのだろう？
A 氏の思いは？

アセスメント内容	アセスメント結果
・真面目でしっかりした性格であることから，Ａ氏が行えず気がかりに思っていることがある可能性がある。Ａ氏の思いを把握しながら，支援していく必要がある。 ・認知症高齢者の日常生活自立度がⅢａであることから，日常生活に支障を来すような症状・行動や意思疎通の困難さが見られ，介護を必要とする状態が日中を中心として見られる状態である。 ・Ａ氏のタンスの引き出しの中に食べ物をしまいこむ行動はＡ氏なりの理由がある可能性がある。発見した際に行動の理由を尋ねても，しまいこんだこと自体を忘れている可能性がある。また，汚れた下着を隠す行動は羞恥心から失禁した下着を自分で処理しようとした可能性があるため，見つけた場合は叱責せずに優しく対応するように家族に伝えていく。タンスの引き出しに長くしまいこみ腐敗した食べ物を食べてしまった場合には，下痢や嘔吐など食中毒症状を起こす可能性もあるため，Ａ氏にわからないように処理をすることが必要である。	Ａ氏は尿失禁をしてしまうことがあり，羞恥心から自分で処理をしようと失禁した下着を隠していることがある。
・認知症の短期記憶障害により火の不始末が起こっていることから，今後，Ａ氏が熱傷を負う可能性がある。また，火の不始末により火災を起こすと近隣住民とのトラブルの原因になる可能性がある。水道の閉め忘れにより漏水を起こし，家屋が傷み，居住し続けることが困難になる可能性がある。防火や漏水への対応を検討する必要がある。 ・認知症による見当識障害のため，季節や気温に合わせて衣服を選択，調整することが困難となっている。加齢による体温調節機能の低下に加えて，厚着をすることで発汗が促され，容易に脱水状態へ移行してしまうと考えられるため，適切な衣服を選択できるように工夫が必要である。 ・Ａ氏のセルフケアの状況をFAST[3]に照らし合わせると，アルツハイマー型の病期は中等度から高度であると考える。	認知症による見当識障害のため，季節や気温に合わせて衣服を選択，調整することが困難となっている。 加齢による体温調節機能の低下に加えて厚着をすることで発汗が促され，容易に脱水状態へ移行する可能性がある。
・夜中に財布を探しまわる行動があることから，BPSD[4]の異常行動がみられている。夜間に歩きまわることで体力を消耗し，日中の活動性が低下していると考えられる。異常行動は過去の記憶や不安等から起こしている場合もあるため，Ａ氏の行動の理由を把握し，安心できるような対応をしていく必要がある。	夜中に財布を探しまわる理由を把握する。
・Ｂ氏がいない時，Ａ氏が日中に眠っていることから，認知機能の低下により心理的な緊張状態が継続し，疲労が蓄積している可能性がある。また，Ａ氏は，夕方から夜間に自宅内外で活動することもあり，夜間睡眠が不足していることから，日中に眠くなっていると考える。日中の活動量を増やすような働きかけを行い，できるだけ生活リズムを整えることができるよう支援する必要がある。	
・Ｂ氏から注意を受けると怒りの表出がみられている。加えて，Ａ氏の㉝の発言から，言葉の理解が困難となっており，認知症の中核症状である失語がみられている。認知症によって理解力や判断力が低下することにより，Ａ氏が理解した状況と現実が異なる事態に直面することで，混乱，不安，大きなストレスを感じている可能性がある。そのような心理状態の中で，Ｂ氏に言われた言葉を理解することができずに，Ｂ氏の苛立ちの感情がＡ氏に伝わり，怒りとなって表出されていることから，この状態が続くと，Ａ氏の認知症の行動・心理症状（BPSD）が悪化する可能性があると考えられる。	理解力や判断力といった認知機能の低下や失語により，Ａ氏が理解した状況と現実が異なる事態に直面することで，混乱，不安，大きなストレスを感じている可能性がある。 Ｂ氏が苛立ちの感情でＡ氏に注意をするとＡ氏は怒りを表出していることから，この状態が続くとＡ氏の認知症の行動・心理症状（BPSD）が悪化する可能性がある。

領域	視点		情報
		社会交流	㉜外出の機会，頻度　不明
			㉝コミュニケーション能力 ・A氏は，「言葉がさっぱり出てこなくなってしまって…。からっぽです」と言っている。 【訪問看護記録】
			㉞友人・知人との交流 ・もともと社交的で近所に友人が多かった。しかし，最近は施設に入所する人や亡くなる人が増えており，親しい友人が少なくなっている。 【訪問看護記録】
		選択の意思	㉟療養生活への意思，意欲，希望，不安 ・認知症発症前は，「お父さんが建ててくれた大事な家だから，きちんと手入れをして長く住み続けたい。」と言っていた。（B氏談） 【訪問看護記録】
			㊱自己の疾患，障がいに対する認識 不明
			㊲生活の楽しみ，はり ・趣味：庭の手入れや花の世話 【訪問看護記録】
		家族への思い	㊳家族員，家族全体への思い ・認知症発症前は，「子どもたちの迷惑にはなりたくない。自分のことは自分でやる」と言っていた。（B氏談） 【訪問看護記録】
			㊴家族内の自己の存在に対する認識 不明
			㊵介護を受けていることへの思い 不明
Ⅳ 家族と介護の状況	・家族全体の健康状況，家族のもつ力を把握する。 ・家族成員それぞれの健康と生活を考える。 ・介護者がいる場合，その内容について把握する。	家族の状況	㊶家族同士のコミュニケーション ・Y家： C氏（B氏の夫）は，50代後半の会社員で管理職。帰宅が遅く外食が多い。 D氏（B氏の長男）は，T県で一人暮らしをしている。大学生のE氏（B氏の次男）は，買ってきた惣菜や弁当で食事を済ましている。 ・F氏（次女）は，遠方に住んでおり，娘のH氏が受験生で直接介護をすることができない。様子を確認するために電話をしている。 【訪問看護記録】
			㊷決定権をもつ人 不明
			㊸ストレスと問題対処，適応の状況 不明
		家族の介護力	㊹主介護者，キーパーソン：B氏（長女） 【訪問看護記録】
			㊺介護者の健康：パートがない日A氏の自宅に泊まって世話をしている。パートの日は帰宅後にY家の家事をしている。最近は，疲労が溜まり，苛立ってA氏にきつくあたってしまい，その後に後悔して落ち込むことが続いている。 【訪問看護記録】
			㊻介護者の1日の生活リズム 不明

※4　BPSD（Behavioral and Psychological Symptoms of Dementia）
BPSDとは，認知症の中核症状を背景としつつ，それに環境や本人の心身の状態などさまざまな要因が加わって生じると考えられる症状である。こうした症状は，周辺症状，精神症状，行動障害，問題行動など多様な用語で記述されていたが，国際老年精神医学会（IPA）にて，BPSD（Behavioral and Psychological Symptoms of Dementia）（認知症の行動・心理症状）という用語で表すことが合意された。認知症疾患診療ガイドライン2017[3]では，BPSDを以下の4つの要因に分類している。
①活動亢進が関わる症状
　　焦燥性興奮，易刺激性，脱抑制，異常行動　等
②精神病様症状
　　幻覚・妄想，夜間行動異常　等
③感情障害が関わる症状
　　不安やうつ状態
④アパシーが関わる症状
　　自発性や意欲の低下，情緒の欠如，不活発，周囲への興味の欠如　等

アセスメント内容	アセスメント結果
・近所の友人たちが少なくなっており，昔なじみの人たちとの交流は難しい可能性がある。現在，近所の友人や親友とどの程度交流しているのかを確認すると共に，地域の老人会等の集まりがあるのか情報を得ていく。今後，本人の意向を把握しながら通所サービスを導入することも視野に入れて支援をしていく必要がある。	近所の友人たちが少なくなっており，昔なじみの人たちとの交流は難しい可能性がある。現在，近所の友人や親友とどの程度交流しているのかを確認する。
・A氏は，夫が建てた家に住み続けたいと言っていたことから，現在も同様の思いがあると考えられる。主介護者である長女のB氏や他の家族は，A氏が在宅生活を継続することについて，どのように考えているのか情報を得ていく必要がある。A氏の思いを尊重しながら，家族にとっても納得できる在宅生活を送ることができるように支援をしていく必要がある。 ・A氏は庭の手入れや花の世話が趣味であり，体調が良い時は現在も世話をすることができている。A氏の趣味が継続できるような支援を検討し，生活の中で楽しいと思うことができる工夫をしていく必要がある。 ・現在，A氏は長女のB氏の介護を受けながら在宅生活を継続しているが，B氏の介護を受けることについて，どのように思っているのか信頼関係を築きながら把握していく。B氏の介護負担を軽減するためにも，今後，調理等で訪問介護を導入することを視野に入れて支援をしていく必要がある。	主介護者である長女のB氏や他の家族は，A氏が在宅生活を継続することについて，どのように考えているのかを把握する。 （A氏は，どのような生活を送りたいと思っているのだろう？） A氏は庭の手入れや花の世話が趣味であり，体調が良い時は，現在も世話をすることができている。 A氏が長女のB氏の介護を受けることについて，どのように思っているのかを把握していく。
・Y家のC氏（B氏の夫）は50代後半の会社員で管理職をしており，仕事上の外食が多く帰宅が遅いことから，家事等のB氏の手伝いをすることは難しいと考えられる。D氏は他県で一人暮らしをしているため，直接的なB氏の手伝いをすることは難しい。E氏は大学生であり，食事は惣菜などで済ませている。B氏はパート勤務の日にY家の家事をしており，負担がかなり大きくなっていると考えられる。C氏やE氏がB氏の負担を軽減するために何ができそうか情報を得ていく。 ・次女のF氏は，遠方に住んでいるためA氏に対して直接的な支援を行うことは難しい状況である。F氏は，長女のB氏の精神的な支えになりうるが，姉妹の関係性として，悩み等を言い合うことができるのか，また，A氏への思いも把握していく。	Y家の家事について，夫のC氏や息子のE氏がB氏の手伝いをすることが難しく，B氏が家事を一人で担っている。 C氏やE氏がB氏の負担軽減のためにできることがないか把握していく。 F氏は遠方に住んでいるため，A氏に対して直接的な支援を行うことが難しい状況である。 F氏とB氏の関係性，F氏のA氏への思いについて確認する。
・現在の主介護者は，長女のB氏であるが，決定権をもつ人は不明である。今後A氏が望む生活を送ることができるよう，決定権をもつ人を確認し，A氏，長女のB氏と共に適宜情報を共有し，支援を検討していく必要がある。 ・Y家では，負担が長女のB氏に集中している。また，A氏の介護もB氏が一人で行っている状況であり，疲労が蓄積し，感情が不安定な状態になっていると考えられる。そのため，家族内で役割を分担できるように働きかけていく。	決定権をもつ人を確認する。

領域	視点	情報	
		㊼介護知識と技術 B氏:「どうして食べ物をタンスの中に入れるの？ 腐っているでしょう」「汚れた下着は浴室のバケツに入れておいてと言っているでしょう」「ちゃんと食べているの？ せっかくご飯を作っておいたのに，どうして菓子パンばっかり食べているの？」とついつい言ってしまうんです。そしたら，A氏が「いちいちうるさい！」と人が変わったように怒ってしまうんです。もともとは，とてもしっかりした人だったのに，今は…，なかなか受け入れることが難しいです。これからどんなふうに接していけばいいのでしょうか…」と話している。 【訪問看護記録】	
		㊽介護の動機，継続意思，介護観 C氏：B氏にA氏の施設入所を考えたらどうかと言っている。 【訪問看護記録】	
Ⅴ 社会資源の利用	・社会資源に対する利用の仕方を把握する。 ・現在利用のサービスに対する充足度や満足度などを把握する。	利用状況	㊾介護保険のサービス ・J居宅介護支援事業所 　ケアマネジャー：介護福祉士R氏 ・訪問看護ステーションL：週1回（火） 60分訪問 ・住宅改修：家の中の段差を解消し，バリアフリーである。 ・福祉用具購入：シャワーチェア，滑り止めマット，バスグリップ購入 【ケアマネジャーR氏】
			㊿介護保険外のサービス 不明
			51充足度，満足度 ・これまでにデイサービスや訪問介護サービスの利用を試みたが，A氏の拒否が強く利用開始には至らなかった経過があり，今回も訪問看護の利用を拒否されないかB氏は心配している。 【ケアマネジャーR氏】 ・初回訪問時に「主治医の先生からA氏の身体の様子をみてほしいと頼まれてきました看護師のNと申します」とA氏に自己紹介をしたところ，表情穏やかに「それは，それは。わざわざありがとうございます」と言い，訪問中，拒否をされることはなかった。 【訪問看護記録】
本人の主訴や要望		・「言葉がさっぱり出てこなくなってしまって…。からっぽです」 ・（認知症発症前）「子どもたちの迷惑になりたくない。自分の事は自	
家族の主訴や要望		B氏（長女）：最近，疲労が溜まり，苛立ってA氏にきつくあたって C氏（長女の夫）：A氏の施設入所を考えたらどうかとB氏に言っている。	
これからの生活，ケアについての希望		・（認知症発症前）A氏「亡き夫が建ててくれた大事な家だから，きち ・長女のB氏より，『A氏が「いちいちうるさい！」と人が変わった に接していけばいいのでしょうか…」と話しあり。	

引用・参考文献

1）厚生労働省年金局：令和2年度 厚生年金保険・国民年金事業の概況,令和3年12月, https://www.mhlw.go.jp/content/000925808.pdf
2）厚生労働省：介護予防マニュアル【第4版】, 令和4年3月, https://www.mhlw.go.jp/content/12300000/000931684.pdf
3）認知症疾患診療ガイドライン作成委員会編, 日本神経学会監修：認知症疾患診療ガイドライン2017, pp23-24. 医学書院, 2017

アセスメント内容	アセスメント結果
・B氏は，A氏の現状を受け入れることが難しい状態である。B氏が認知症についてどの程度の知識があり，理解をしているのかを把握しながら，B氏の頑張りを認め，労い，思いを傾聴しながら，A氏への具体的な関わり方を伝えていく必要がある。B氏の希望があった場合には，地域で行われている認知症カフェや家族の会などの情報を提供していく。 ・B氏は，介護による身体的・精神的疲労が蓄積していると考えられる。疲労が蓄積していると，感情の苛立ちにもつながるため，B氏の負担が軽減されるように，他の家族成員との協力体制づくりなども含めた支援を検討していく必要がある。	B氏はA氏の現状を受け入れることが難しい状態にあり，介護による身体的・精神的疲労が蓄積している。 B氏の認知症に関する知識・理解状況を把握する。

> A氏の家族であるB氏は認知症について，どのように捉えているのだろう？
B氏の思いは？

> A氏の家族はどのような生活を送りたいと思っているのだろう？

・C氏は，A氏の施設入所について提案している。それに対し，B氏はどのように考えているのかを把握していく。	A氏の施設入所に対してのB氏の考えを把握していく。
・要介護2のため19,705単位まで介護保険サービスを利用することができる。現在は，約5,100単位の利用となっている。 ・A氏と信頼関係を築き，徐々に他人が家に入ることに慣れてもらい，タイミングを見計らって，訪問介護サービスの導入を検討していく。A氏は家事をする役割意識があると考えられるため，ヘルパー主体で家事を行うのではなく，ヘルパーと一緒に家事を行う等工夫をしていく。 ・A氏は社会との交流が少ない可能性があるため，デイサービス等で他者との関わりの機会をもつことで生活に楽しみを見出し，リズムをつけることにもつながると考えられるため，状況を見極めながら進めていく。	

> A氏やA氏の家族が望む生活を送るためにはどのような支援やサービスが必要なのだろう？

・デイサービスや訪問介護サービスの利用をどのような理由で拒否していたのか，A氏とB氏に伺い，情報を得ていく。	A氏は，デイサービスや訪問介護サービスの利用拒否をしている。 A氏とB氏に利用拒否の理由を確認していく。
・主治医の依頼で訪問した看護師という自己紹介をしたところ，初回訪問時に拒否をすることはなかったが，訪問後にA氏の状態に変化がなかったか，看護師に対してどのような思いを持っていたか等の情報を長女のB氏から得ていき，今後も継続して信頼関係を構築していく。	初回の訪問看護の際は，A氏からの拒否はない。

分でやる」

しまい，その後に後悔して落ち込むことが続いている。

んと手入れをして長く住み続けたい」と話す。
ように怒るため，今は…なかなか受け入れることが難しい。これからどんなふう

III-① 統合─健康課題の検討

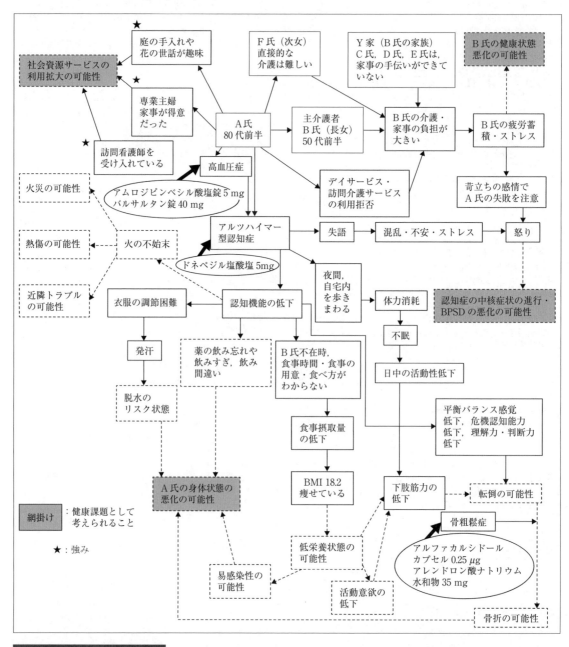

関連図の描き方のポイント　アルツハイマー型認知症に伴う健康・生活への影響について各々関連をみる。また，本人の生活歴より趣味や得意なこと等の強みについても着目する。この事例のように，家族はいるが，A氏を介護する支援者が少ない場合には，A氏の介護を行うことで生じる支援者の健康・生活への影響についてもA氏の状況と関連させて健康課題を抽出する。

全体像　A氏は，アルツハイマー型認知症により日常生活に支障が生じている独居の老年期女性である。体調のよい時には趣味である庭の手入れや花の世話を行っていることから，生活に楽しみを持ちながら過ごしている。現在，独歩で移動しているが，3年前に大腿骨頸部骨折をしていること，骨粗鬆症の内服治療をしていることから，転倒による骨折のリスクを抱えている。そのため，A氏が安全に独居生活を送ることができるよう支援していく必要がある。主介護者であるB氏の家族は，仕事のため夜遅く帰宅する夫や大学生の息子を抱える教育期の家庭運営と疾患を抱える独居の親の介護に関する課題を同時にもつ。A氏の介護，B氏家庭の家事の負担から，B氏およびB氏家族の健康・生活に影響を与える可能性があり，支援を要する。

Ⅲ-② 統合─健康課題の特定

	《特定した健康課題》
A氏はアルツハイマー型認知症により認知機能の低下が出現し，生活に支障が生じている。自宅での生活を維持できるよう今週より訪問看護が開始となる。A氏の現在の状況から以下のような健康課題が考えられた。 ①A氏は，アルツハイマー型認知症による認知機能の低下により，服薬管理が難しい可能性やB氏が不在時には食事時間・食事の用意・食べ方がわからないことから食事摂取量が低下しており，低栄養を引き起こす可能性がある。さらに，夜間に自宅内を歩きまわることにより，日中の活動性が低下し，下肢筋力の低下を引き起こし，転倒の可能性がある。Aさんは骨粗鬆症の既往があることから，転倒は骨折につながりやすい。また，気温に合わせた衣服の選択や調節が困難であることから脱水状態を起こす可能性がある。これらの情報から，#A氏の認知機能の低下による服薬管理困難，食事摂取量の低下，衣服の調節困難，転倒での骨折によって，A氏の身体状態が悪化する可能性がある〈リスク型〉が挙げられる。 ②A氏の主介護者である長女のB氏は，次女であるF氏の直接的な介護の支援を受けられないことと，A氏がデイサービスや訪問介護サービスの利用を拒否したことから，A氏の介護を一人で担っている状態である。また，Y家（B氏の家族）の家事について，夫であるC氏や息子のD氏・E氏の協力を得られていない状態であり，B氏に介護と家事の負担が集中し，B氏の疲労が蓄積し，ストレスが増している。したがって，#B氏に介護と家事の負担が集中し，疲労の蓄積やストレスが高い状態であることによりB氏の健康状態が悪化する可能性がある〈リスク型〉が挙げられる。 ③アルツハイマー型認知症による認知機能の低下や失語によって，A氏が理解した状況と現実が異なる事態に直面し，混乱・不安・ストレスが高い状態であると考えられる。さらに，B氏が苛立ちの感情でA氏に注意をすると，A氏は怒りを表出し，ますます心理状態が不安定になり，認知症の行動・心理症状（BPSD）につながる可能性がある。したがって，#A氏の認知機能低下による心理状態の不安定さやB氏の苛立ち状態での対応によって，A氏の認知症の中核症状の進行，行動・心理症状（BPSD）が悪化する可能性がある〈リスク型〉が挙げられる。 ④A氏は，専業主婦として家族の役割を果たしてきた生活歴があり，家事が得意であった。また，庭の手入れや花の世話を趣味として持っていた。これらはA氏の強みとして捉え，今後の支援につながる可能性がある。さらに，訪問看護サービスは現在のところ受け入れ状態が良好であることから，今後，#A氏の強みを支持した社会資源サービスの利用拡大の可能性〈ウェルネス型〉が挙げられる。	**#1** A氏の認知機能の低下による服薬管理困難，食事摂取量の低下，衣服の調節困難，転倒での骨折によって，A氏の身体状態が悪化する可能性がある。〈リスク型〉 **#2** B氏に介護と家事の負担が集中し，疲労の蓄積やストレスが高い状態であることによりB氏の健康状態が悪化する可能性がある。〈リスク型〉 **#3** A氏の認知機能低下による心理状態の不安定さやB氏の苛立ち状態での対応によって，A氏の認知症の中核症状の進行，行動・心理症状（BPSD）が悪化する可能性がある。〈リスク型〉 **#4** A氏の強みを支持した社会資源サービスの利用拡大の可能性。〈ウェルネス型〉
優先順位の決定では，生命の危険度を考えた時に①の優先順位が高いと考えられる。①は，現時点で認知機能が低下していることから，服薬管理困難，食事摂取量の低下，衣服の調節困難が実際に起こっている。また，転倒を起こすと骨折につながりやすい。現在は，身体状態が深刻なほど悪化している状態ではないが，容易に悪化しうる可能性があるため，優先順位を#1とした。②は，主介護者であるB氏に負担が集中している状態であり，B氏の健康状態が悪化する可能性が高い。また，B氏の健康状態が悪化することによりA氏への介護に影響を及ぼす可能性があり，A氏の病状悪化にもつながりうるため優先順位を#2とした。③は，認知機能の低下や失語によりA氏の心理的ストレス状態が高まっていると考えられる。現時点ではB氏がイライラした口調で注意した時に怒りを表出している状態であることから，B氏の負担が軽減し，A氏への関わり方を理解していくことでA氏の症状が改善する可能性も考えられるため，優先順位を#3とした。④は，A氏が専業主婦として家事への役割意識があることや趣味を持っていたこと，訪問看護サービスへの受け入れが良好であることは，今後，社会資源サービスの利用を拡大しながら在宅療養を継続していくことができる強みとして考えられ，#4とした。	

訪問看護利用者を対象とした必須アセスメントシート

<u>　　　　　　A　　　様</u>

アセスメント結果	
認知症の進行による平衡バランス感覚や危険認知能力の低下，活動意欲の低下に伴う下肢筋力の低下により，転倒が起こりやすい。	
A 氏は骨粗鬆症の既往があるため転倒が骨折につながりやすい。	
認知症による記憶力・見当識の低下，理解力や判断力の低下などの中核症状があることにより，薬の飲み忘れや飲みすぎ，飲み間違いが起こり，副作用を引き起こす可能性がある。	
A 氏の BMI は 18.2 で痩せており，低栄養状態のリスクがある。	
A 氏は B 氏が不在時には，食事の時間，食事の用意，食べ方がわからなくなっていることから，認知症による見当識障害および実行機能障害が出現しており，食事摂取量の低下から低栄養状態を引き起こす可能性がある。	
A 氏は B 氏の見守りにより入浴することができている。	
A 氏は尿失禁をしてしまうことがあり，羞恥心から自分で処理をしようと失禁した下着を隠していることがある。	
認知症による見当識障害のため，季節や気温に合わせて衣服を選択・調整することが困難となっている。また，加齢による体温調節機能の低下に加えて厚着をすることで発汗が促され，容易に脱水状態へ移行する可能性がある。	
A 氏は近所のコンビニへ買い物に行くことができている。	
理解力や判断力といった認知機能の低下や失語により，A 氏が理解した状況と現実が異なる事態に直面することで，混乱，不安，大きなストレスを感じている可能性がある。	
B 氏が苛立ちの感情で A 氏に注意をすると A 氏は怒りを表出していることから，この状態が続くと A 氏の認知症の行動・心理症状（BPSD）が悪化する可能性がある。	
B 氏は A 氏の現状を受け入れることが難しい状態にあり，介護による身体的・精神的疲労が蓄積している。	
A 氏は専業主婦で家事をすることは長年の習慣であると共に得意なことで，家事を通して家族を支えてきたという役割意識がある。	
A 氏は庭の手入れや花の世話が趣味であり，体調が良い時は，現在も世話をすることができている。	
近所の友人たちが少なくなっており，昔なじみの人たちとの交流は難しい可能性がある。	
F 氏は遠方に住んでいるため，A 氏に対して直接的な支援を行うことが難しい状況である。	
Y 家の家事について，夫である C 氏や息子の D・E 氏が B 氏の手伝いをすることが難しく，B 氏が家事を一人で担っている。	
A 氏は，デイサービスや訪問介護サービスの利用拒否をしている。	
初回の訪問看護の際は，A 氏からの拒否はない。	

優先順位を考慮　※実在，リスク，ウェルネス型を考慮

【Ⅲ 統合】

記入者：　　　　　　　日付：　年　　月　　日

統合	健康課題
・A氏の認知機能低下により，転倒が起こりやすい状態で骨折につながる可能性があること，服薬の自己管理ができず副作用を引き起こす可能性があること，食事摂取量の低下がみられていること，季節や気温に応じた衣服の調節が困難であり，容易に脱水状態へ移行する可能性があることから，A氏の身体状態が悪化する恐れがある。	#1 A氏の認知機能低下による服薬管理困難，食事摂取量の低下，衣服の調節困難，転倒での骨折によって，A氏の身体状態が悪化する可能性がある。(リスク型)
・A氏の認知機能低下や失語による心理状態の不安定さ，B氏のA氏に対する苛立ちの態度により，A氏の認知症の中核症状の進行，行動・心理症状（BPSD）が悪化する可能性がある。	#2 B氏に介護と家事の負担が集中し，疲労の蓄積やストレスが高い状態であることによりB氏の健康状態が悪化する可能性がある。(リスク型)
・A氏の認知機能低下により，服薬の自己管理ができていないこと，季節や気温に応じた衣服の調節が困難であること，排泄の後始末が十分できないことがあること，B氏の見守りにより入浴することができていること，近所へ買い物に行くことがあることから，支援を受けながら日常生活を送ることができるよう調整していく必要がある。	#3 A氏の認知機能低下による心理状態の不安定さやB氏の苛立ち状態での対応によって，A氏の認知症の中核症状の進行，行動・心理症状（BPSD）が悪化する可能性がある。(リスク型)
・B氏1人でA氏の介護やY家の家事を担っており，身体的・精神的疲労が蓄積していることから，この状態が続くと，B氏の健康状態が悪化する可能性がある。	
・A氏の強みである得意な家事や趣味を続けて行うことができるよう，他者との交流を含めた社会資源サービスの利用を拡大していく必要がある。	#4 A氏の強みを支持した社会資源サービスの利用拡大の可能性。(ウェルネス型)

Ⅳ-① 看護計画

目標（長期目標）：・A氏は庭の手入れや花の世話の趣味を続けながら，脱
・Y家／Z家の家族は認知症の理解が進み，介護・家事の役割分担を行な

短期目標	期待される成果
#1 A氏は認知機能低下による服薬管理困難，食事摂取量の低下，衣服の調節困難，転倒での骨折によって身体状態が悪化せず，過ごすことができる。	1. 医師の処方通りに服薬できる　　　　　　　　　　2週間後 ①普段の状態を把握しておくことで，「あれ？今日は，いつもと違うな？」という感覚を持つことができる。様々な変化を見過ごさないことが重要である。 ④薬剤の過剰摂取のリスクを減らす方法を考える。 ⑥服薬することを忘れている場合だけではなく，A氏なりの考えや理由があって，あえて内服していない場合もあり得るため，A氏からも話を聞くことは重要である。 ⑧訪問看護師は，週1回の60分の訪問時間にA氏の看護を行うが，それ以外の多くの時間をA氏の家族が介護を行っている。そのため，家族がA氏の体調変化に早期に気づき，すぐに連絡ができるようにしておくことは重要である。 2. 食事摂取量が現在よりも増え，体重を維持できる　　1か月後 ②食べ物の保管場所と在庫を把握した上で，食べ物がどのくらい減っているか，食べた形跡が残っているかを観察し，おおよその食事摂取量を推測する。 ④A氏がこれまでに，誰と，どこで，どのような食事を，どのようにして食べていたのかを把握し，慣れ親しんだ食習慣を可能な範囲で再現することで，食事摂取が進む場合もあるため，食習慣や食嗜好を把握することは重要である。 3. 季節や気温に合った衣服を着ることができる　　　1か月後 ④A氏ができることは何かを捉え，A氏がひとりでできるようになるには，どのようにしたらいいのかを考えて工夫をすることが重要である。 4. 転倒がみられない　　　　　　　　　　　　　　1か月後 ⑥転倒予防のために，何でも片付ければよいわけではない。生活環境が変化することで，BPSDが現れる可能性もある。A氏が大切にしているものを把握しながら，環境整備を行うことが重要である。

評価日

水や転倒を起こさず在宅療養生活を送ることができる。
いながら，Ａ氏の生活を見守ることができる。

具体策

#1-1

①バイタルサインズおよびＡ氏の精神，心理，認知の状態を把握し，副作用の出現等，全身状態に変化が現れていないかを観察する。(OP)

②現在，Ａ氏がどの程度服薬できているのかを把握するために，残薬の数量を確認し，Ｂ氏から服薬状況を聞く。(OP)

③現在，薬剤がどのような形態で処方されているのか（分包・一包）を確認し，服薬管理をどのような方法で行っているのかを把握する（OP）。
分包されている場合は，医師に相談をして一包化処方に変更してもらう。(TP)

④服薬する必要分以外の内服薬は，服薬の間違いや過剰摂取を防ぐために，Ａ氏がわからない場所あるいは手の届かない場所に保管する。(TP)

⑤次回訪問時までの一包化された薬剤に日付と内服時間を大きく記入し，薬剤をカレンダーに貼る，もしくは，箱にセットする。(TP)

⑥Ａ氏が服薬について，どのように捉えているのかを確認する。(OP)

⑦Ｂ氏が服薬管理について，どのような思いや考えがあるのかを確認する。(OP)

⑧薬剤を過剰摂取してしまった場合に起こりうる状態（血圧低下，意識レベルの低下，嘔吐，流涎，呼吸の変調など）をＢ氏に説明し，少しでも状態が変化していると感じた場合は，すぐに訪問看護ステーションに電話をするように依頼する。(EP)

> 実際に訪問看護師が訪問した場合の看護実践の流れを想定し，①②③…，と表記した。
> なお，各内容の最後には，援助の視点が明確になるよう，OP，TP，EPを記載した。

#1-2

①Ｂ氏がＡ氏の家にいるときのＡ氏の食事・水分摂取状況，食事時間，食事内容をＢ氏から話を聞いて把握する。(OP)

②Ｂ氏がＡ氏の家にいないときのＡ氏の食事摂取状況を把握するために，冷蔵庫の在庫状況やゴミ箱に捨てられているもの（菓子パンやカップ麺，コンビニ弁当の空き容器など）を確認するようＢ氏に伝える。(EP)

③訪問時に体重測定を行い，前回訪問時の体重と比較して推移を把握する。(TP)

④Ａ氏のこれまでの食習慣や食嗜好をＡ氏およびＢ氏に聞いて把握し，食習慣や食嗜好を考慮した食事内容や食事環境を整える。(OP)

⑤Ｂ氏がＡ氏の家にいないときは，Ｆ氏に食事時間に電話をかけてもらい，食事の用意や食事摂取を促すように話してもらうことが可能か確認する。(OP)

⑥Ａ氏の嗜好に合わせた補食をすぐに手に取りやすい場所に用意する。(EP)

⑦栄養バランスを考慮した高カロリーの料理を用意するようにＢ氏に依頼する。(EP)

⑧体重の減少が続く場合は主治医に報告し，必要時受診を促す。(EP)
血液検査をした場合は総タンパク（TP）とアルブミン（Alb）を確認し，栄養状態を把握する。(OP)

⑨Ａ氏とＢ氏に配食サービスを利用することが可能であることを説明する。(EP)
サービスについてどのような考えや思いがあるのかを把握する。(OP)

#1-3

①Ａ氏が持っている衣服を把握する。(OP)

②衣服をどこに，どのように保管しているのかを把握する。(OP)

③気候に合わない衣服は手の届かない場所等に保管する。(EP)

④気候に合わせた着替えをＡ氏と一緒にＢ氏が用意し，身近に置いておく。(EP)

⑤失禁等で汚れた衣服が清潔な衣服と一緒に保管されていないかを確認する。(OP)
汚れた衣服を見つけた場合は，Ａ氏にわからないように洗濯をする。(EP)

#1-4

①Ａ氏に家の家具の配置や床の状態（絨毯やラグマット，滑りやすさ）を確認する。(OP)

②Ａ氏の行動パターンをＡ氏とＢ氏から話を聞いて把握する。(OP)

③過去にどのような状況で転倒をしたのかを確認する。(OP)

④滑りやすいスリッパや靴下は履かないようにし，滑り止めがついた靴下を勧める。(EP)

⑤Ａ氏がつかまったときに体重を支えきれない不安定な家具は置かないようにする。(EP)

⑥家具や家電の角を保護し，壊れやすい調度品（花瓶やガラスケースに入った人形など）はＡ氏の意向を聞きながら，最小限にする。(EP)

⑦Ａ氏の行動パターン，動線に合わせて，手すりの設置を検討する。(TP)

⑧足元に障害物を置かないよう環境を調整する。(TP)

⑨転倒をした場合は，速やかに訪問看護ステーションに連絡をするように伝える。(EP)

	短期目標	期待される成果	評価日
#2	B氏は，介護と家事の負担が軽減し，疲労やストレスを緩和することができる。	1. B氏の介護・家事負担が軽減する ①Y家・Z家の家族の中で介護の役割分担ができる ②Y家の家族の中で家事の役割分担ができる ③社会資源サービスを利用することができる	1か月後
		2. Y家・Z家の家族成員がA氏の関わりや介護方法を理解でき，B氏の疲労・ストレスが緩和する ①介護やA氏に対する思いを表出できる ②B氏からストレス発散の方法や場をみつけたという発言がある ③B氏から体調が悪化したという発言がみられない ④B氏からA氏に対して苛立つことが減ったという発言がある ⑤Y家・Z家の家族成員が認知症の疾患の特徴，症状，介護方法を理解できる	2週間後

⑥⑦認知症という疾患や認知症をもつ人への関わり方を理解するために書籍や映画は役立つ。また，認知症を介護している当事者の方と交流を持つことが励みや心の支えになる場合もある。これらの情報を提供できるように準備しておくことは重要である。

	短期目標	期待される成果	評価日
#3	A氏は認知症の行動・心理状態（BPSD）が悪化せず，穏やかに生活を送ることができる。	1. A氏の心理状態が安定する ①夜間に財布を探す行動，食べ物や失禁した下着を隠す行動が減る ②表情の険しさがない ③表情が穏やかになり，笑顔がみられる ④怒りの表出が減る ⑤庭に出て草花と触れ合うことができる ⑥夜間に眠ることができ，日中の活動性が増す	2週間後

④⑤⑥A氏が言葉で思いを伝えることが難しい場合でも，A氏の感情や行動から，どのような思いを抱いているのかを想像し，A氏の思いに近づくよう努めることが重要である。

⑩⑪⑫五感を刺激するようなケアを考えて工夫する。

	短期目標	期待される成果	評価日
#4	A氏の強みを支持した社会資源サービスの利用が拡大している。	1. A氏が新たな社会資源サービスを拒否せずに受け入れることができる	1か月後

②見知らぬ人が突然自宅に訪問すると，A氏は不安になり，新たなサービス担当者を拒否する行動をとる可能性がある。A氏にとって馴染みがあり安心できる人となり，一緒に訪問することで，新たなサービス担当者を受け入れる場合がある。今後のためにも信頼関係を構築することは，とても重要である。

具体策

#2-1

①現在のＡ氏の介護とＹ家の家事の役割分担について把握する。（OP）

②Ｙ家・Ｚ家の家族成員それぞれが，介護と家事についてどのような認識・思い・考えを持っているのかを把握する。（OP）

③Ｙ家・Ｚ家の家族成員が担える介護や家事について明確にし，家族が話し合いを持って役割分担ができるように働きかけ，調整を行う。（TP）

④Ｂ氏とＹ家・Ｚ家の家族成員が社会資源サービスの利用についてどのような認識・思い・考えを持っているのかを把握する。（OP）

⑤フォーマルおよびインフォーマルサポートについて情報提供し，利用可能な社会資源サービスについて提案する。（EP）
必要時，保健・医療・福祉専門職者へ相談・連絡・調整を行う。（TP）

#2-2

①Ｂ氏の話を傾聴し，Ｂ氏のストレスや不安の内容を把握する。（OP）

②Ｂ氏の労をねぎらい，支持的に関わり，対応できていることについては賞賛する。（TP）

③Ｂ氏が心配なこと，困っていることを明確にし，ともに解決策について話し合う。（TP）

④Ｂ氏のＡ氏に対する関わり方や介護方法について確認し，適宜助言を行う。（EP）

⑤Ａ氏の現状や行動等について疑問に思うことについて説明し，疑問に答える。（EP）

⑥Ｂ氏の意向に沿いながら認知症高齢者を題材にした書籍，映画等や家族会（認知症の人と家族の会等）の情報を提供する。（EP）

⑦Ｂ氏自身の健康を保つことの重要性を説明し，楽しみの時間や休息の時間を意識的に持つように伝える。（EP）

⑧気になること等については，そのままにせず，早めに相談をするように伝える。（EP）
必要時，保健・医療・福祉専門職者と連携し，統一した対応をする。（TP）

⑨Ａ氏が失禁等の失敗をした場合には，自尊心を傷つけないような言葉，態度で接するようにＢ氏およびＹ家・Ｚ家の家族成員に伝える。（EP）

#3-1

①Ａ氏の中核症状（記憶，見当識，実行機能）の状況を把握する。（OP）

②Ａ氏の一日の生活行動パターンと過ごし方を把握する。（OP）

③Ａ氏に対するＢ氏および他の家族成員の関わりの状況と関わり方を把握する。（OP）

④Ａ氏が中核症状（記憶，見当識，実行機能）について，どのような思いがあるのかを把握する。（OP）

⑤Ａ氏がどのようなことについて困っているのかを把握する。（OP）

⑥Ａ氏がどのように生活をしたいのかを把握する。（OP）

⑦忘れていることについては，繰り返しわかりやすい言葉で伝えたり，文字にして目につくところに貼るなどの工夫をする。（TP）

⑧見やすいカレンダーや時計を置いて，適宜，日時を伝えて現状認識を働きかける。（TP）

⑨昔の話や，Ａ氏の関心のある話について，話し相手になる。（TP）

⑩庭に出て，草花と触れ合う時間を過ごすように促す。（EP）

⑪Ａ氏が好きな音楽などを流す。（TP）

⑫マッサージ，手浴，足浴等，Ａ氏が心地よいと感じるタッチングを取り入れたケアを行う。（EP）

⑬Ａ氏の目を見ながら穏やかな口調で話しかけ，説得や強制をしないようにＢ氏およびＹ家・Ｚ家の家族成員に伝える。（EP）

⑭中核症状，BPSD が見られた場合は，症状に対する対応方法についてＢ氏およびＹ家・Ｚ家の家族成員に伝える。（EP）

#4-1

①Ａ氏，Ｂ氏，Ｆ氏，家族成員が社会資源サービスについてどのように考えているのか，思いがあるのかを把握する。（OP）

②Ａ氏と信頼関係を構築し，Ａ氏にとって安心できる人，信頼できる人と認識してもらったうえで，新たな社会資源サービスを提供する担当者（例えば，訪問介護員など）と共に訪問を行い，新たなサービスの利用開始ができるように支援する。（TP）

③ケアマネジャーと協力しながら社会資源サービス（具体的には訪問介護サービスによる家事支援，デイサービス，ショートステイなど）についての情報を提供する。（EP）
必要時，関連機関との連絡・調整・連携を行い，スムーズにサービス利用開始ができるように支援する。（TP）

④Ａ氏が生きがいや楽しみを感じることができるように，Ａ氏の思いを尊重しながら趣味に関連した近隣の集まりなどに参加できるように支援する。（TP）

医療依存度が高い末期がんの事例
「週3回，60分訪問看護利用」

【事例の概要】
A氏　男性　80代前半
肝細胞がんステージⅣ

　A氏は，2か月前に食欲不振と倦怠感，黄疸の症状が見られ受診したところ，肝細胞がん・左肺転移，ステージⅣであると診断を受けた。減黄のためにPTCDチューブを留置する処置を受けた。左胸に胸水が貯留しているため胸腔内にカテーテルを留置している。呼吸困難の程度に合わせてカテーテルを解放して1回につき約1ℓ胸水を抜く処置を受け，酸素を1ℓ/分カヌラで使用している。肝臓の腫瘍の増大に伴い，右季肋部痛を訴えるようになり，現在はフェンタニル3日用テープ4.2mgで緩和されている。肝臓の腫瘍が胃を圧迫していることによる嘔気・嘔吐があり，食事が摂れなくなったため，CVポートから高カロリー輸液をしている。

　A氏の家族には医師から予後1〜2か月と見込まれることが告げられた。A氏には具体的な予後は伝えられていないが，悟っている様子で，「治療がないなら最期まで家で過ごしたい」「何をしたいということはないが，家で普通に過ごしたい」と希望したため，在宅で療養することにした。入院していた病院と同じ医療法人の訪問看護ステーションから訪問看護サービスを受けている。

　主介護者は長女のB氏で，2世帯住宅でA氏と同居している。A氏の妻は，8年前に肺がんで亡くなっている。妻は入院中「家に帰りたい」と希望したが，その希望はかなえられないまま亡くなってしまい，B氏はとても後悔している。そのため，A氏を自宅で最期まで介護したいという意欲が強い。B氏はほぼ1人で介護を行っており，休む時間が取れていない。疲労が蓄積してくると頭痛を生じ，市販薬を内服している。しかし，他の家族に介護を手伝ってもらうことや，今以上にサービスを入れることには抵抗感を持っている。

【この事例をアセスメントするにあたってのポイント】
1. A氏のADLは病状の変化に伴い，今後どのようになるだろうか。またそのことによって，B氏の介護量はどのようになるか。
2. A氏は残された時間をどのように過ごしたいと望んでいるだろうか。
3. 家族は，A氏に残された時間をどのように過ごしてほしいと思っているだろうか。また，何かしてあげたいことはあるだろうか。
4. A氏の予後が短いことで，家族はどのような精神・心理的状態に置かれるだろうか。

Ⅰ　基礎的データ

世帯主氏名　　A 氏　　　住所（記載不要）　　　TEL（記載不要）

	氏名	性	続柄	年代	職業または学年
1	A 氏	男	本人	80 代前半	元小学校教員
2	B 氏	女	長女	50 代後半	主婦
3	C 氏	男	長女の夫	50 代後半	会社員
4	D 氏	女	長女の子	30 代前半	会社員
5	E 氏	男	長女の子の夫	30 代後半	会社員
6	F ちゃん	女	長女の子の子	6 歳	小学 1 年生

家族構成図

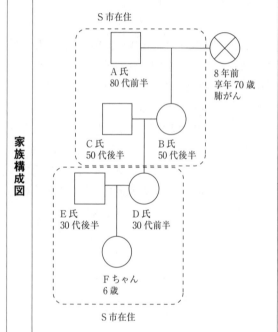

主治医

L 病院　M 医師

援助のきっかけ・援助経過

　令和○○年 4 月末に　食欲不振と倦怠感があり，眼球結膜や皮膚が黄色くなったため，L 病院を受診し，肝細胞がんと診断される。左肺に転移していることが判明し，ステージⅣと診断された。5 月に PTCD チューブを留置。6 月 10 日左胸水貯留に対しカテーテル（6 Fr）を留置，酸素療法開始。嘔気嘔吐により食事が摂取できなくなったため，CV ポートを埋め込み，高カロリー輸液開始。在宅での看取りを本人と長女が希望した。退院後に訪問看護を受けた方が良いと病棟看護師に勧められ，入院している病院と同じ医療法人の訪問看護ステーションを長女が希望した。

地域環境

公園と小学校が近くにあり，スーパーが徒歩 5 分くらいのところにある。

健康状態	保険種類	同・別居
肝細胞がん 左肺転移	医療保険（後期高齢者医療） 介護保険（要介護4）	同・別居
		同・別居
		同・別居
		同・別居
		同・別居
		同・別居

利用している社会資源

〈介護保険〉
N居宅介護支援事業所
ケアマネジャー：O氏
・訪問入浴サービス　1回/週（月）
・福祉用具貸与　電動ベッド，マキシフロート（床ずれ防止用具），スイングアーム介助バー，ベッドサイドテーブル
・福祉用具購入　ポータブルトイレ
〈医療保険〉
・訪問診療　1回/週（火）
・訪問看護　3回/週（月・水・金）　60分訪問　受け持ち看護師
〈その他〉
・在宅酸素
・点滴スタンド貸与（介護保険対象外）

住居環境

家は，2階建ての2世帯住宅で，1階がA氏の住居，2階が長女夫婦の住居である。

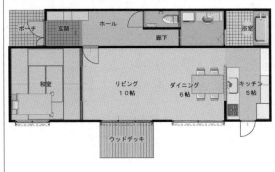

Ⅱ　アセスメント

項目	（月／日）情報
Ⅰ基本情報	
●家族構成	〈同居家族〉 P家 ・A氏（本人，80代前半，元小学校教員）8年前に妻と死別 Q家 ・B氏（長女，50代後半，主婦，2世帯住宅の2階に居住） ・C氏（長女の夫，50代後半，会社員） S家　　S市在住（P家まで徒歩5分） ・D氏（長女の子，30代前半，会社員） ・E氏（長女の子の夫，30代後半，会社員） ・Fちゃん（長女の子の子，6歳，小学1年生）
●住環境	
●地域環境	・50年前から現在の土地に住んでいる。20年前に長女夫婦との同居のために立て替えをした，2階建て一戸建ての持ち家。2世帯住宅であり，1階がA氏の住居，2階が長女の住居である。 ・ダイニング，リビング，寝室から庭が見え，リビングからは庭に出ることができる。 ・家は建て替えの時にバリアフリーにした。 ・家は住宅街の中にある。 ・公園と小学校が近くにあり，日中は公園で遊ぶ近所の子供たちの姿が，A氏のリビングから見える。 ・スーパーが徒歩5分くらいのところにある。 ・室内は整理整頓されており，外の庭の花壇もきれいに手入れされている。 ・ベッドのある部屋は畳。リビング，ダイニングは床がフローリングで，滑りやすい。
●健康保険	・A氏　医療保険（後期高齢者医療制度）　介護保険（要介護4）
●経済状況	・共済年金受給　貯えもあり経済的には余裕がある。
Ⅱ療養者の健康状態	
●医療状況	

酸素カヌラ
1L/分

CVポート（皮
下埋め込み式中
心静脈ポート）

胸腔留置
カテーテル

PTCDチューブ
（経皮経肝胆管
ドレナージ）

情報源	分析・解釈・判断
訪問看護記録サマリー	2世帯住宅で暮らしている長女が主介護者である。徒歩5分のところに孫夫婦が住んでいるが，仕事と子育てもあり，多くの協力は得られない。 　50年間住み慣れた土地であり，A氏にとって思い出が多い場所であると考えられる。 　療養環境は広さが十分であり，整理整頓がされ，適切である。床が滑りやすく，リビングへの移動時に滑って転倒する可能性があるため，対策を講じることが必要である。

項目	（月／日）情報
	〈主病名〉 　肝細胞がん 〈現病歴およびステージ，治療経過〉 　令和〇〇年4月末に　食欲不振と倦怠感があり，目や皮膚が黄色くなったため，L病院を受診し，肝細胞がんと診断される。検査ですでに左肺に転移していることが判明し，ステージⅣと診断された。5月にPTCDチューブを留置。6月10日左肺胸水貯留に対して，カテーテル（6 Fr）を留置，酸素療法開始。嘔気嘔吐により食事が摂取できなくなったため，CVポートを埋め込み，高カロリー輸液開始。右の季肋部痛があり，嘔気のために定期的内服が困難であるため，フェンタニル3日用テープで疼痛緩和を図っている。 〈主症状〉 　体動時の呼吸困難，嘔気嘔吐，倦怠感 〈予後〉 　家族にのみ，予後1～2か月と医師より伝えられている。 〈治療方針と主な指示〉 緩和的治療 ・CVポートよりHPNポンプ（カフティーポンプ）で24時間DIV 　フルカリック2号1003 ml/日 　アミノレバン　500 ml/日 　ビタメジン　1V 　プリンペラン2A ・内服薬 　ラシックス　20 mg錠を1日2回（朝・夕） ・貼付薬 　フェンタニル3日用テープ4.2 mg 頓用薬 ・疼痛時・発熱時 　ボルタレンサボ50 mg　1本 ・疼痛時 　アンペック坐剤10 mg　1本 ・嘔気・嘔吐時 　ナウゼリン坐剤60 mg　1本 ・便秘時 　新レシカルボン坐剤　1本 在宅酸素療法：体動時　酸素1ℓ/分（カヌラ），呼吸困難時1～3ℓ/分で調節可 〈既往歴〉なし 〈訪問看護指示書〉（発行日　1週間前） 指示内容：病状および症状の観察，症状緩和，PTCDチューブ，胸腔留置カテーテル，CVポートの管理，家族への指導・相談
●生物身体機能	〈身長・体重〉 　身長：168 cm　体重：50 kg（6月入院時） 〈アレルギー〉なし 〈自立度〉 　寝たきりB 〈バイタルサインズ〉 　初回訪問時 　体温：36.5℃ 　脈拍：80回/分 　血圧：136/80 mg/Hg 　呼吸数：18回/分 　SpO₂：98％（安静時，room air）体動時SpO₂：97％（酸素1ℓカヌラ） 〈呼吸〉 　左肺に転移があり，左胸部に胸水が貯留している。カテーテルを留置し，1回/週のペースで解放し，1回につき1ℓ程度抜いている。胸水の色は淡黄色である。 　安静時の呼吸数は18回/分だが，体動時には30回/分となり，呼吸困難がある。酸素を1ℓで送気している。SpO₂：98％（安静時room air）。体動時SpO₂：97％（酸素1ℓカヌラ）。末梢冷感，チアノーゼなし。呼吸音は，副雑音は聴取されていないが，左肺下葉は呼吸音が聴取できない。

在宅酸素の機器は，在宅酸素の機器会社と病院とのリース契約であり，療養者が直接契約するものではない

薬剤の投与方法が療養者にとって，適切かどうかに注目しよう。嘔気・嘔吐のある療養者の場合，内服以外の方法が有効

情報源	分析・解釈・判断
	ステージⅣであり，根治的な治療をしていないため，今後症状の改善は望めず，むしろ悪化が予測される。対症的ケアをすることで症状緩和を目指すことができる。 　診断を受け，2か月ほどしか経過しておらず，療養者・家族が現在の状況をどのように受け止めているのかを確認する必要がある。 　アミノレバンは肝機能低下により起こる肝性脳症治療薬である。内服薬もあるが，A氏の場合嘔気・嘔吐があり，経口で確実に内服することが困難なためCVポートよりDIVを行っている。 　点滴内に混注されているプリンペランは，消化管蠕動亢進させることによって嘔気を緩和させる作用がある。嘔気時のナウゼリンも同様の作用を持つ。 　ラシックスは利尿剤であり，胸水の貯留緩和のために投与されている。 　フェンタニル3日用テープはがん疼痛を緩和する強オピオイドのひとつであるフェンタニルの貼付剤である。がん疼痛を緩和するためのオピオイドは，血中濃度を一定に保つことで効果的な除痛ができる。A氏の場合，嘔気・嘔吐により内服が定期的にできない場合があるため，自宅での管理が簡便な貼付薬が選択されている。がん疼痛はオピオイドの血中濃度が維持されていても突発的な痛みが出現することや体動などの誘因によって増強することがある。そのため，レスキュードーズと呼ばれる臨時追加投与できる薬剤を準備しておく必要がある。A氏の場合NSAIDsであるボルタレンSPと，モルヒネ製剤であるアンペック坐剤が処方されている。フェンタニルの副作用は眠気，嘔気・嘔吐などである。フェンタニル3日用テープは，誤って過量使用した場合または体温上昇時には体内への吸収が促進され，副作用が生じやすい。もっとも重篤なものは呼吸抑制であるため，適切な使用を指導することが必要である。モルヒネに比べ便秘の程度は軽いが出現しやすく，排便コントロールが必要である。 　がん疼痛の緩和は，WHO方式がん疼痛治療法である，①経口的に②時間を決めて③患者ごとに④細かい配慮をもっての4原則に従って行う。 ※WHO方式がん疼痛治療法は2018年にガイドラインが改訂され，5原則から4原則に変更された World Health Organization:WHO Guidelines for the pharmacological and radiotherapeutic management of cancer pain in adults and adolescents, 23-24, 2018 https://www.who.int./publications/i/item/9789241550390 日本語訳は特定非営利活動法人　日本緩和医療学会　ガイドライン統括委員会：がん疼痛の薬物療法に関するガイドライン　2020年版，p40より引用 https://www.jspm.ne.jp/files/guideline/pain_2020/02_03.pdf 　左肺に転移した腫瘍の炎症により，胸水が貯留している。左肺が胸水で圧迫されることにより，肺の膨張が妨げられ，換気スペースが減少し，呼吸困難が生じている。胸水の軽減のために，利尿剤であるラシックスが処方されている。 　呼吸困難は，体動時に酸素1ℓを使用することで現在は症状が緩和されており，SpO$_2$も保たれている。しかし，肝機能の低下により，低たんぱく・低アルブミン血症が悪化することで胸水の貯留量がさらに増加することが予測され，多量の胸水を排出することで，体内のアルブミンが喪失されるという悪循環に陥るおそれがある。

項目	（月／日）情報
	〈循環〉 　脈拍：80 回 / 分 　血圧：136/80 mg/Hg 〈代謝〉（入院中のデータ） 　肝機能検査 　AST　186 IU/L　　　ALT　78 IU/L　　　γ-GTP　60 IU/L 　T-bil　2.0 mg/dL　　NH₃　90 μg/dL　　TP　5.2g/dL　　Alb　3.2 g/dL 　PTCD チューブを挿入し，胆汁を排出している。チューブ挿入後は眼球および皮膚の黄染軽減。皮膚掻痒感はごく軽度。 ・カロリー 　フルカリック 2 号　　　　820 kcal 　アミノレバン　　　　　　160 kcal 　合計　　　　　　　　　　980 kcal ・水分 　フルカリック 2 号　　　1003 ml 　アミノレバン　　　　　　500 ml 　合計　　　　　　　　　1503 ml 　PTCD 廃液量　　　　100 ml/ 日 　性状：黄茶色 　尿量　　　　　　100 ～ 150 ml/ 回 〈消化〉 　肝臓の腫瘍が胃を圧迫しているため，嘔気・嘔吐があり，経口摂取ができていない。嘔気嘔吐に対して，プリンペラン 2A が点滴内に入っており，嘔気時にはナウゼリン坐剤 60 mg 1 本を使用することになっている。退院後は嘔気は時々ある程度であり，ナウゼリンは使用していない。入院前は 1 日 1 回排便があったが，最近は 3 ～ 5 日に 1 回程度である。レシカルボン坐剤は入院中に 1 度使用し効果があったが，自宅に戻ってからは使用していない。 〈神経〉 　麻痺などの神経障害なし。 〈運動〉 　入院前は，近所のスーパーに買い物に行くなど日常生活に支障がなかったが，入院中から臥床していることが多く，現在は娘と点滴スタンドにつかまって，5 m ほど歩ける程度。 〈感覚〉 　右季肋部に鈍く押されるような痛みがある。フェンタニル 3 日用テープ 4.2 mg を貼付するようになってからは，1 日に数回痛みを感じることがあるが，鎮痛剤の頓用薬（レスキュー）は使用していない。 　新聞など細かい字を見るときには老眼鏡使用。 　耳が少し遠いが，大きめの声で話すと通じる。 〈口腔〉 　1 日 2 回歯みがきをベッド上で行っている。 　口腔内は清潔である。総義歯。 〈自己管理の指示と実施状況〉 　在宅酸素療法は体動時 1 ～ 3 ℓ で調整，安静時の使用も可だが，使用していない。在宅酸素の器械の管理は長女がしている。同じく HPN ポンプの管理も長女が行っている。 〈食事〉 　嘔気・嘔吐があり，経口摂取は食べたい時に好きなものを少し味わう程度。 〈睡眠〉 　夜中に排尿で 2 回ほど覚醒するが，それ以外は眠れている。 〈排泄〉 　排尿：10 回 / 日　尿瓶を使用。 　排便：入院前は 1 日 1 回排便があったが，最近は 3 ～ 5 日に 1 回程度。 　ポータブルトイレを使用。 　尿瓶とポータブルトイレの処理は長女が行っている。

終末期がん患者の高カロリー輸液は，患者の体にとって負担となる場合がある。日本緩和医療学会では，終末期がん患者の輸液療法に関するガイドラインを出版しており，ホームページ上で公開している。

痛みの種類によって，鎮痛効果が得られる薬剤が異なる。痛みの原因とその性質，使用している鎮痛剤の効果のアセスメントが必須である。

情報源	分析・解釈・判断
	胸水は，淡黄色であり，発熱がないことから，現在は感染を起こしていないと考えられるが，カテーテルを留置していることによる胸腔内感染のリスクが高い。また，体動によりカテーテルが抜去される危険性がある。 　また，肺転移があることや胸水が貯留し十分に換気できないこと，臥床している時間が長いことから分泌物が貯留しやすく，栄養状態が悪いことからも呼吸器感染の危険性が高い。全身状態が悪いため易感染であり，呼吸器感染を起こすことは致死的になる可能性がある。 　低酸素が続くと循環器に影響があるが，現在あまり影響はみられてないと考えられる。 　肝臓がんの進行による肝機能の低下によって，たんぱく質合成機能が低下し，低たんぱく・低アルブミン血症となっている。BMI は 17.72，やせであり，これらのことから低栄養状態であると考えらえる。 　ハリスベネディクトの式より，基礎代謝は 1,026.6 kcal となり，活動係数とストレス係数をそれぞれ 1.1 とすると必要エネルギーは約 1,242 kcal となる。また，推定される必要水分量は 25 ml/kg/ 日なので 25 × 50 ＝ 1,250 ml/ 日となる。以上のことから，エネルギーが不足していると考えられる。 　しかし，エネルギーを増やすために，今よりも輸液の量を増やしても肝機能が低下しているために代謝されない可能性がある。低たんぱくおよび低アルブミン血症であることから，体内に水分が貯留しやすく，浮腫や，腹水の貯留，さらに胸水が増えるなど，本人の苦痛を増すことになる可能性の方が高い。また，アンモニア分解機能が低下し，高アンモニア血症による肝性脳症を引き起こす可能性がある。血液凝固因子の合成機能が低下し，出血傾向となる危険性がある。 　肝臓内の腫瘍が胆管を圧迫していることによって，胆汁がうっ滞し黄疸が起こっていたが，PTCD チューブを挿入したことにより総ビリルビンの値は基準値よりも高いものの，黄疸の症状が軽減している。PTCD チューブからの廃液の量，性状は正常である。PTCD チューブを留置していることにより，感染の危険性がある。また，体動により PTCD チューブが抜去される危険性がある。 　嘔気嘔吐は肝臓が胃を圧迫していることに起因している。現在は制吐剤であるプリンペランの効果があり，症状が落ち着いている。しかし，肝臓の腫瘍に対する治療を行っていないことから，今後症状が増悪することが予測される。 　排便回数が減っているのは，経口摂取をしていないためだと考えられる。しかし，便秘が続くことにより腸管内のアンモニアが増加し，高アンモニア血症になりやすくなるため，排便コントロールが必要である。 　入院し，臥床時間が長かったことにより筋力が低下していると考えられる。倦怠感は，肝がんによる代謝異常も一因であるが，末期がん患者の場合，悪液質など他の多くの要因が考えられ，病状の進行に伴い増強することが予測される。現在，体動による呼吸困難や倦怠感，栄養状態の低下があるため，積極的なリハビリテーションはできず，居間で座位を取るなどの体調に合わせて体を動かすことが可能である。 　右季肋部の痛みは，肝臓の腫瘍が増大していることに起因している内臓痛であると考えられ，処方されているボルタレン坐剤などの NSAIDs やオピオイドであるフェンタニルによる鎮痛効果が期待できる。現在は，フェンタニル 3 日用テープのみで鎮痛効果が得られているが，今後腫瘍の増大により疼痛が増悪する可能性があるため，疼痛の程度と増強・緩和要因，レスキューの使用頻度および効果を継続的にアセスメントし，マネジメントしていく必要性がある。 　視力や聴力は，年相応の変化であり，日常生活には特に支障はない。 　口腔内の清潔が保たれないと呼吸器感染のリスクが高まるため，口腔ケアは重要となる。 　点滴や在宅酸素の器械などの管理について，A 氏はその必要性はわかっているものの，病状からセルフケアは困難であり，全面的に長女が行っている。問題は起こっていないが，今後は介護量が増えることが予測され，すべてを長女一人で管理することでの負担が考えらえる。 　日常生活において，排泄物の処理や被服，清潔，活動に一部～全面的な介助が必要な状況になっている。今後は病状の悪化にともなって，全面的な介助が必要になることが予測される。

項目	（月／日）情報
●精神機能	〈活動〉 　調子が良いときに，娘と点滴スタンドにつかまって，5mほど歩ける程度。居間で30分ほど座ってテレビを見ることができるときもある。 〈清潔〉 　訪問入浴を利用　週1回（月）。ほかは，訪問看護師が清拭（水，金）と洗髪（金）を行っている。 　朝と寝る前に，ベッド上で洗面，歯磨きをしている。 〈被服〉 　ほとんどパジャマで過ごしており，着替えは準備と着替えに介助が必要である。 〈IADL〉 　買い物，必要な電話連絡，洗濯，掃除はすべて長女が行っている。金銭管理は長女に任せている。少額の金銭は持っており，ひ孫がきたときにおこづかいをあげている。 〈問題（疾患）の受けとめ，理解〉 　「肝臓がんで，治療はできない。今後は症状をやわらげる治療をする」と理解しており，「年だし，仕方ない」と言っている。 　予後が1か月であることを本人は知らないが，肺に転移していることは知っている。 〈情緒〉 　疾患のことで落ち込むようなそぶりはみせなかったが，清拭や尿瓶，ポータブルトイレの排泄物の処理時には，「こんなことを娘や看護師さんにさせるなんて情けない」と言っている。 〈認知力〉 　認知面で問題になるようなことはなかった。 〈価値観〉 　人に迷惑をかけない。 〈希望・生きがい〉 　治療がないなら最期まで家で過ごしたいと言っている。苦しくなく死にたい。家に帰ったら今まで通り普通に暮らしたい。 　小学校の先生をしていたので，子供が好き。
III療養者の心理社会機能 ●暮らし方	〈生活リズム〉 　7：00　　　起床 　10：00　　点滴交換，訪問看護や往診など。 　15：00　　ひ孫が来たり，小学校や公園，庭をベッドから眺めたりして過ごす。 　　　　　　相撲が開催されていれば居間に座ってテレビを見る。 　20：00　　調子が良ければテレビを見たりする。 　22：00　　就寝 〈趣味〉 　書道だったが，現在はできていない。
●家族に対する思い	〈家庭内役割〉 　曾祖父として，ひ孫と遊んだり，おこづかいをあげたりする。
●社会性，社会的交流	〈労働〉 　小学校の教員をしていたが，20年以上前に退職している。 〈社会参加〉 　退職後は町内会長や民生委員などを率先して引き受けていたが，入院してからはしていない。 〈コミュニケーションなど〉 　他者とは気さくに付き合っていた。 　今は，自分が衰えた姿を近所の人に見せたくないと言っている。
●在宅生活の選択の意志	肝臓がんであることは知っており，治療がないなら最期まで家で過ごしたいと言っている。家に戻ってからは，「家は人に気兼ねなく生活できるし，娘も息子も来てくれてやっぱりいい」と話していた。

療養者は残された時間をどう過ごしたいと考えているのだろう。

情報源	分析・解釈・判断
	終末期がん患者の場合，亡くなる数週間前から急激にADLが低下することが多い。その時期に介護力が最も必要になる。アセスメントではその予測を持つことが必要である。 　日常生活動作のうち，応答・会話・水分摂取は死の数日前から，食事・排尿・排便・移動は死の10日ほど前から障害の出現が多くなる。 （恒藤暁：最新緩和医療学，p.20，最新医学社，1999）
訪問時の 会話	具体的な予後は知らないが，<u>自分の死が近いことに気が付いている</u>。それでも，情緒的には安定している。病気をしたことがないことが自慢だったため，混乱してもおかしくない状況だが，治療ができないことに対して適切に認識し，家で最期まで過ごしたいと自分で意思決定をすることができている。 　人に迷惑をかけないことを信条としており，今後ADLがさらに低下することによって，<u>「情けない」という思い</u>が強くなる可能性がある。
	療養者を「介護されている人」，「死にゆく人」という視点でとらえるのではなく，この方にとって最期までその人らしく生きるということはどういうことか，を考えよう。
訪問時の 会話	A氏は残された時間で特にこれをしたいということはないが，今までと同じような<u>自宅での日々を送ることを望んで</u>いる。子供好きなので，入院前と同様にひ孫が来ることや公園や学校が近く，<u>子供を見ることができる環境</u>が，良い刺激となっている。 　体力的に，趣味の書道をすることは難しいが，ひ孫との時間を持つことで，父として，<u>祖父・曾祖父としての役割</u>をこれまでと同じように果たすことができている。また，A氏の存在自体が，B氏にとって父親としての役割を果たしていることになると考えられる。 　元小学校の教員であり，退職後も町内会長や民生委員などを務めており，積極的に社会参加していたが，罹患したことにより，社会参加の機会がほとんどなくなってしまった。ただし，現在は体調が社会参加をする状況になく，本人も望んでいない。むしろ，<u>衰えた姿を他者に見せることが本人の苦痛</u>となると思われる。本人の希望に沿い，社会参加よりも，家族との時間を有意義にすることが優先されると考える。

項目	（月／日）情報
Ⅳ家族の状況と介護の状況 ●家族状況	・長女は，小さいころから父親であるA氏との仲が良い。 ・長女は疲れると頭痛があり，市販薬で対処している。 ・介護は長女が，排泄物の処理，点滴や酸素の管理，更衣・移動の介助，保健医療福祉サービスとの連絡調整など，ほとんど一人で行っている。キーパーソンは長女である。 ・A氏と長女の夫はもともとあまり口はきかないが，敵対しているわけではない。夫は長女が頼めば，買い物や出かける際の送り迎え，留守番はしてくれる。しかし，A氏の身体介護にはほとんど関わっていない。 ・親族（道外）には電話でA氏の様子を報告している。
●介護者としての家族	・長女は事情を知っている友人から電話やメール，メッセージアプリで励ましを受けている。 ・8年前にA氏の妻が肺がんで亡くなっており，その時は，A氏，長女が付き添った経験がある。A氏の妻は，「家に帰りたい」と希望しながら病院で亡くなった。家で看取れなかったことを長女は後悔している。 ・長女はA氏の予後は1か月であり，A氏が望むように何とか最期まで家で看取りたいと思っている。 ・長女は時々疲れると頭痛があり，市販薬を飲んで対処している。 ・長女は時々「夫も弟も忙しいから，私が一人で何とかしなくちゃ」と言っている。 ・長女は「もう父もいい年だから仕方ないとはわかっているけど，私の家族が亡くなってしまうと思うとつらい」と涙ぐんで訪問看護師に話していた。 長女「専門の人が来てくれると安心する。父もそういっている。でも今以上のサービスは入れたくない」 　　「人に迷惑をかけないように，と小さい頃からA氏にしつけられた。なるべく人に頼りたくない」 　　「近所の人には，きかれたら『調子が悪くて自宅で療養している』と答えている」 ・親戚はみな遠方にいる。
Ⅴ社会資源の利用 ●社会資源に対する意識・行動	・緊急時には訪問看護師に連絡し（24時間連絡体制），必要時にはL病院に入院できることになっている。
●社会資源の利用状況	・訪問入浴サービス　1回/週（月） ・福祉用具貸与　電動ベッド，マキシフロート（床ずれ防止用具），スイングアーム介助バー，ベッドサイドテーブル ・福祉用具購入　ポータブルトイレ ・訪問診療　1回/週（火） ・訪問看護　3回/週（月，水，金） ・在宅酸素 ・点滴スタンド貸与

> 介護者の支えになっているものは何か？

情報源	分析・解釈・判断
訪問時の長女との会話	長女の夫とA氏は，あまり口はきかないが，何かの時には頼れる相手であり，敵対しているわけではない。 A氏宅は，長女とA氏，長女と長女の夫というように長女を中心にコミュニケーションが図られている。

家族の信条が介護の仕方にどう影響するのかに着目しよう。

　長女が介護のほとんどを担っている。他の家族員には仕事や育児があり，介護を分担できる人がいない。A氏の病状が進行することで介護量が増えるため，ますます長女の負担が増えることが考えられる。休日などに，夫にもう少し手伝ってもらうなどの役割の再分担や，サービスの利用を増やすなど，長女の負担を軽減する必要がある。しかし，小さい頃から人に迷惑をかけないように，ということを大事にしてきた家族なので，長女はこれ以上サービスを入れたり，夫を頼ることに抵抗を感じている。

介護者にとっての介護することの意味はひとりひとり違う。この方はどうとらえているのか，それがどう介護に影響するのかをアセスメントしよう。

過去の経験が現在の状況に影響を及ぼすことがあるか考えよう。	A氏の妻を8年前にがんで亡くす体験をしており，その時の長女の看病の経験が今回のA氏の介護に活かされると考えられる。その時の後悔から，A氏の介護への意欲も高い。しかし，それがかえって，長女が一人で介護を抱えこんでしまい，疲労してしまう原因となってしまう可能性がある。長女はほとんど休みも取れていない状況にあり，頭痛といった身体症状につながっている。介護を続けるためにも，休息を促し，訪問看護師ができることは引き受けて，長女の負担を減らす様にかかわる必要がある。
看取りに向けて，患者の病状，予後予測，家族の受け止め，精神状態を考えながら，どの時期から家族に教育・指導するのかをアセスメントする。	心情を訪問看護師に吐露することができており，正常な予期悲嘆※である。また，予後を適切に捉えられ，A氏の死が近いことを認識できているがゆえに起こっている反応である。今後A氏の病状悪化に伴い，予期悲嘆が一層強くなるなどの精神的なゆらぎが予測されるため，思いを受け止め，支持的に関わっていく必要がある。同時に看取りに向けた具体的な説明を少しずつしていく必要がある。

療養者の死が近いこと（予後）を認識できていなければ，死への心構えができず，亡くなった後の家族の後悔や悲嘆が強くなることがある。家族が予後をどうとらえているのかは重要な視点である。

※予期悲嘆：喪失が現実となる前に起きる悲嘆過程。共感的な態度で接することが重要である。

　現在福祉用具は適切に利用できている。木曜，土曜，日曜以外は医療福祉サービスが入っており，サービスが出入りする頻度が高いが，長女と本人は専門職の人が頻回に来ることで安心できている様子である。

　親戚は道外にいるため，直接的な支援をしてもらうことは難しい。

　近所の人には，本人の衰えた姿を見られたくないという思いもあることから，A氏の病気については話しておらず，また，支援を求められない。

　友人からの励ましが長女の支えとなっている様である。

　A氏は最期まで家にいたいと希望しているが，急なことがあったときの連絡・入院体制は整っている。

Ⅲ-① 統合―健康課題の検討

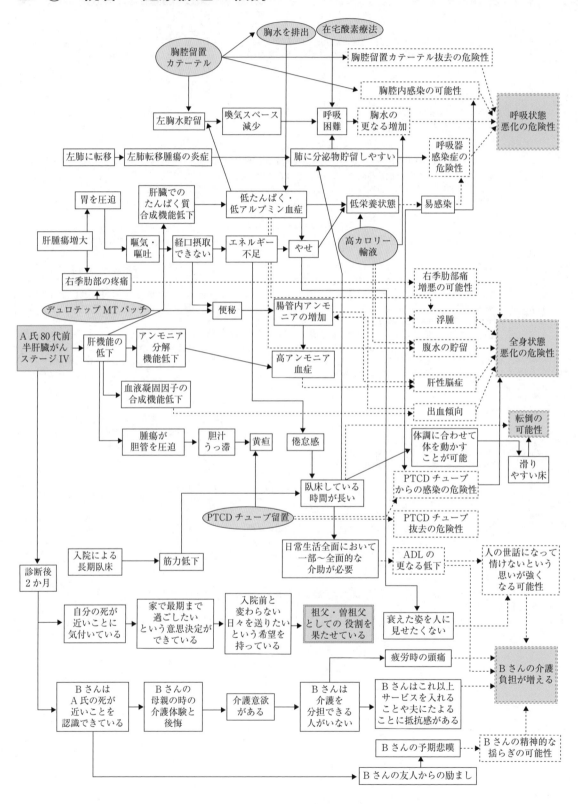

関連図の描き方のポイント

終末期にあるがんを持つ人の体調や症状は変化しやすい。訪問看護ではその変化の理由を対象者と家族に説明し，対応方法を伝えることが安心につながる。そのためには，解剖学，生理学，病理学，薬理学等の知識を用いてアセスメントし，それらを関連させて今後起こりうることを予測しておく必要がある。また，末期がんのように進行する病の場合，それらの症状が対象者と家族の生活や精神面にどのような影響をもたらし，どう変化していくのかを関連させて考える必要がある。

Ⅲ-② 統合―健康課題の特定

	〈特定した健康課題〉
①A氏は，肝臓がんの左肺転移による胸水貯留があり，呼吸困難を生じている。留置しているカテーテルから定期的に胸水を排出することと，体動時に酸素を使用して症状緩和を図っている。今後さらに胸水が増加し，呼吸状態が悪化する可能性がある。また，臥床していることが多く，肺に分泌物が貯留しやすい状況であること，低栄養で易感染状態であることから，呼吸器感染を起こす可能性がある。同様に，胸水を排出するために留置しているカテーテルから，胸腔内への感染も起こす可能性がある。	**#1** 肝臓がん左肺転移による胸水の増加，呼吸器および胸腔内感染を起こすことによる，呼吸状態の悪化の危険性がある。
②肝臓の腫瘍が増大していることにより，右季肋部の疼痛があり，腫瘍が胃を圧迫していることにより嘔気がある。肝腫瘍により，肝機能が低下し，肝性脳症，出血傾向，倦怠感などの肝不全症状が出現する可能性がある。また，低たんぱく・アルブミン血症により，腹水や浮腫といった症状の出現が予測される。黄疸の軽減のために留置しているPTCDチューブより感染を起こす可能性がある。	**#2** 肝腫瘍の増大とそれに伴う肝機能低下によって，全身状態の悪化の危険性がある。
③床が滑りやすく，入院による長期臥床で筋力が低下しており，倦怠感と呼吸困難のために自宅でも臥床していることが多いため，体動時の転倒の危険性が高い。	**#3** 滑りやすい床と筋力低下により，転倒の危険性がある。
④A氏は，自分の死が近いことを悟り，最期まで家で過ごしたいという意思決定をしており，現在望んでいたように過ごすことができている。祖父・曽祖父としての役割も果たせており，できるだけ長く現在の生活が続けられるよう，支援をしていく必要がある。	**#4** 家庭内での役割を果たし，毎日を楽しむことができる。
⑤B氏は，母親の時に果たせなかった後悔からA氏への介護に意欲的である。介護を分担できる人が家族内にはいず，サービスをこれ以上入れることに抵抗感があるが，すでに疲労によって頭痛の症状が出ており，今後A氏のADLが低下してきたときに介護負担が大きくなる可能性がある。A氏の死が近づいてくると，B氏が精神的に揺らぐことも考えられ，介護への負担感を一層強く感じることが懸念される。	**#5** A氏のADL低下により，B氏の介護負担が増大する可能性がある。
優先順位を考えると，①も②も生命の危険度としては高いが，①は呼吸困難が顕在しており，易感染状態で呼吸器感染を起こす危険性が高く，急激に生命の危険に直結する状態になるため**#1**とした。②は次いで生命の危機となる状況であることと，がん性疼痛である右季肋部痛が顕在していること，がんの進行として避けられないことであるため，**#2**とした。③は転倒によって骨折などの危険があるため，**#3**とした。④は，A氏自身が最期までどうありたいか，という生き方の大事な部分である。そこにA氏が自宅を最期の療養の場として選択した意義があるため**#4**とした。⑤は，現在のところB氏は何とか対処できており，周囲や看護師の支援によって危機的にならない可能性があることから，**#5**とした。	

全体像

A氏は，肝細胞がんステージⅣであり，肝腫瘍の増大による右季肋部の痛みと胃が圧迫されることによる嘔気，嘔吐，がんが左肺転移したことで胸水が貯留し，肺を圧迫していることによる呼吸困難がある。A氏は自分の死が近いことに気づいており，最期まで自宅で過ごすことを望み，父や祖父，曽祖父として自分の役割を果たしながら生活をすることができている。がんは根治できない状況であるが，これらの苦痛を緩和することによってA氏が希望する生活が可能となっている。A氏の介護は長女のB氏がほぼ一人で行っている。B氏は8年前に母を家で看取れなかったことを後悔している。その経験が，A氏の希望をかなえたいという介護意欲につながっているが，一人で介護を抱え込んでしまう可能性がある。今後は，A氏の病状の悪化に伴い，介護量の増大に加え，B氏の予期悲嘆，精神的な揺らぎが大きくなってくることが予測される。

長女は家庭内での協力は得られない。

床が滑りやすく，移動時に転倒する可能性がある。

肝細胞がんステージⅣであり，全身状態の悪化が予測され，症状緩和を目指している。

腫瘍の増大により肝機能低下，右季肋部痛があり，胃の圧迫によって経口摂取が困難である。

肝細胞がんが左肺に転移しており，胸水が貯留し，呼吸困難を生じている。

筋力低下により，転倒の危険性がある。

病状の悪化に伴い，日常生活においてより全面的な介助が必要になることが予測される。

A氏は自分の死が近いことに気づき，最期まで家で過ごしたいと意思決定でき，家庭内での役割を果たし，望むような生活ができている。

長女は8年前にA氏の妻が亡くなった時の後悔があり，その分A氏の介護に意欲的であるが，介護量が増加することで心身への負担が大きくなる可能性がある。

長女の悲嘆は正常なものと考えられるが，死が近づくにつれて悲嘆は一層強くなる可能性がある。

医療状況・肝細胞がんの進行に伴う肝機能低下と全身状態，症状の悪化の可能性・左肺転移による胸水貯留による呼吸困難悪化の可能性・呼吸器，胸腔内感染の可能性・治癒は望めず，症状緩和が必要

機能面・筋力低下による転倒の危険性・ADLと症状に合わせた日常生活ケア提供の必要性

生活面・最期まで家で過ごしたいという本人の望みを支える必要性・現在の祖父・曽祖父としての役割を果たせる生活をできるだけ継続できるような支援の必要性

家族状況・長女の介護意欲を継続できる支援・長女の他に介護を担うひとがいないため，介護負担が増大する可能性・長女が後悔なく看取りができることへの支援・長女が今後精神的に揺らぐ可能性

環境・子供を見ることができる環境にいられることがよい刺激となっている・床が滑りやすく転倒の危険性がある

#1　肝臓がん左肺転移による胸水の増加，呼吸器および胸腔内感染を起こすことによる，呼吸状態の悪化の危険性がある。

#2　肝腫瘍の増大とそれに伴う肝機能の低下によって，全身状態の悪化の危険性がある。

#3　滑りやすい床と筋力低下により，転倒の危険性がある。

#4　家庭内での役割を果たし毎日を楽しむことができる。

#5　A氏のADL低下により，B氏の介護負担が増大する可能性がある。

Ⅳ-① 看護計画

目標（長期目標）：苦痛な症状が緩和され，Ａ氏が家庭での父・祖父・曽祖父としての役割を果たしながら生活できる

	短期目標	期待される成果	
#1	呼吸器および胸腔内感染を起こさず，呼吸困難の自覚が少なく過ごせる。	1. 胸水を排出することで呼吸困難が緩和される。 2. 毎日口腔ケアをして，口腔内の清潔が保たれる。 3. ファーラー位，セミファーラー位で過ごす時間を作る。 4. 胸腔留置カテーテルの挿入部の清潔が保たれる。 5. 胸腔留置カテーテルが抜けない。 6. どのような時に訪問看護師に連絡すべきかＢ氏が述べることができるできる。	評価日 1週間後
#2	肝臓の腫瘍が増大することによる苦痛が緩和され，肝機能低下による症状があった場合に，症状に合わせた対応がされる。	1. 右季肋部の痛みがつらくなく過ごせる。 2. 疼痛出現時のレスキューの使用の際に，Ｂ氏が困らず薬剤を使用することができる。 3. 便秘による苦痛がなく過ごせる。 4. Ｂ氏が，今後起こり得る肝機能低下による症状について理解を示す発言がある。	

浮腫や腹水などによる苦痛緩和のための観察なので，急性期の入院患者のように細かなI-Oバランスを算出して対応する必要はない。

具体策

OP
①バイタルサインズ，呼吸回数，呼吸状態，チアノーゼの有無，酸素飽和度の測定。
②呼吸音聴取（副雑音，換気の状況の把握）。
③咳嗽，痰の色，性状。
④口腔の衛生状態。
⑤胸腔留置カテーテルの位置，挿入部の発赤・腫脹・分泌物などの感染徴候の有無の観察。
⑥排出した胸水の色・性状。
⑦胸水を排出した後の，呼吸困難の自覚症状の変化，呼吸音の変化を確認する。
⑧A氏の呼吸困難の自覚（安静時・体動時）。
⑨酸素の使用状況の確認（使用は体動時のみか，安静時も使用したか，使用時の流量）。
⑩ラシックスがどれくらい内服できているかを確認する。

TP
①医師の指示に基づき，胸腔留置カテーテルを解放し，胸水を抜く。
②胸腔留置カテーテル挿入部の消毒とガーゼ交換。
③胸水を排出した後は，カテーテルがどこかに引っかかって抜けないよう，しっかり固定する。

EP
①呼吸器感染予防に口腔ケアが効果的であることをA氏とB氏に説明する。
②口腔ケアの頻度・方法を確認し，観察した口腔の衛生状態をフィードバックし，ケア方法のアドバイスを行う。
③体調に合わせて座位の時間をとる，深呼吸をすることを勧める。ベッド上では頭側をあげ，ファーラー位またはセミファーラー位を取るように勧める。
④家族も手洗いうがいをすること，風邪をひいている家族や知人は，マスクの着用や，治癒してから訪問してもらうようにする。
⑤以下のときには看護師に連絡をするよう伝える。
　・発熱や風邪症状があったとき。
　・酸素を3ℓまで上げても呼吸困難が解消されないとき。
　・急な呼吸困難の増悪。

OP
①右季肋部の痛みの程度（5段階で答えてもらう），性質，時間，レスキューを使用した場合は，使用薬剤と使用時間，その効果。
②嘔気・嘔吐の自覚症状，頻度，誘因となるものがあったときは，どのようなことがあったか。
③経口摂取したものがあれば，どのようなものを食べたのか，その後の嘔気・嘔吐の程度。
④腹部の聴診と触診。
⑤排便回数，いつ排便があったか，便の性状（硬さ，色，出血の有無，出しにくさ，臭いなど）。
⑥レシカルボン坐剤やナウゼリン坐剤を使用した場合は，使用日時とその効果を確認する。
⑦A氏の意識状態，情緒の安定性，つじつまの合わない言動がないか。
⑧黄疸による皮膚の色と全身の皮下出血の有無。
⑨浮腫，腹水を疑うような腹満感の有無。
⑩尿の回数，1回のおおよその尿量。
⑪PTCDチューブ刺入部のチューブの位置，刺入部の発赤・腫脹・分泌物などの感染徴候の有無の観察と1日の胆汁の量，胆汁の色の観察。
⑫大まかなIN-OUTバランスの把握をする。
⑬フェンタニル3日用テープの交換ができているか，適切に貼付できているかを確認する。

TP
①腸蠕動音が微弱な場合は，腹部マッサージを行う。
②PTCDチューブ刺入部のガーゼ交換およびチューブの固定を行い，抜けないように固定をしっかり行う。
③右季肋部痛の増強，レスキューの使用頻度が高ければ，医師に鎮痛方法について相談する。
④嘔吐や出血傾向，浮腫・腹水の徴候，高アンモニア血症を疑わせる症状が出現した場合は，医師に報告し，指示を受ける。
⑤レシカルボン坐剤で排便がみられず，便秘による腹部膨満感などの苦痛がある際には，グリセリン浣腸や摘便などの排便処置を実施する。

	短期目標	期待される成果	
		苦痛の緩和では，どういう順番で薬剤を使用すればよいのか，その後に鎮痛効果が得られない場合，どのくらいの時間を開けて次の対処をすればよいのかを家族に指導しておく。また，便秘も，何日排便がなかったら薬剤を使うのかなど具体的に決めておくと家族が対処しやすい。	
#3	転倒せずに過ごすことができる。	1. 体調のよいときに，ベッド上で軽いリハビリをすることができる。 2. リビングに行くときは，長女を呼ぶことができる。	
#4	家庭内での役割を果たし，毎日を楽しむことができる。	1. ひ孫や家族と過ごす時間を持てる。 2. テレビを見るなど，日常の楽しみを続けることができる。	
#5	Ｂ氏が自分の体調に考慮しながら介護を続け，今後介護量が増えた時のことを考えることができる。	1. Ｂ氏が疲労感，体調を表現，相談できる。 2. Ｂ氏が心配ごとや心情を述べることができる。 3. Ｂ氏が今後のＡ氏の体調の変化がイメージできた発言がある。 4. Ｂ氏が，今後さらに介護量が増えることが理解でき，役割の再分担が必要となることがわかる。 5. Ｂ氏が，今後介護量が増えたときに，誰から，どのような支援が必要か具体的に看護師に話すことができる。	
			母親の時の介護の経験を，Ｂ氏の強みとして生かそう。

具体策

EP
①痛み時，嘔気時，便秘時の坐剤の選択の仕方をＢ氏に伝えておく。
②疼痛時は，これまでのＡ氏のパターンでは，ボルタレン坐剤で鎮痛効果が得られていたので，医師の指示に沿って，まずはボルタレン坐剤を使用し，１時間後に鎮痛効果が得られなかった場合に，アンペック坐剤を使用するように指導する。
③Ｂ氏に，高アンモニア血症，浮腫，腹水など，今後起こり得る症状を伝え，訪問時に看護師が観察し判断したことを説明しておく。

> 看護師が観察したこと，判断したことを伝えることで，家族は状況がわかって安心するだけでなく，家族の観察力や判断能力が高まっていく。

OP
①転倒の有無。
②歩行時の安定性，姿勢，下肢の関節の可動域。
③倦怠感の程度。
④どれくらいベッドから離れて過ごせているか。

TP
①胸水の排液，清拭，浣腸等の処置がなく，訪問時に体調が良ければ，リハビリの一環として看護師と一緒にリビングまで歩行する。
②歩行しなければ，ベッド上で足首の曲げ伸ばし10回，足首を回し10回の自動運動を行う。体調によっては，看護師による同様の他動運動を行う。

EP
①Ａ氏，Ｂ氏に点滴棒もあり，Ａ氏ひとりでは点滴棒と共に滑り転倒する危険性があること，転倒による出血，骨折などの危険性を伝え，移動時にはＢ氏に付き添ってもらうようＡ氏に勧める。

OP
①訪問時のＡ氏の活気，表情，情緒の安定性。
②最近どのようなことをして過ごしたのか。
③今の生活に対する満足度。
④何か新たにしたいことがないか。
⑤Ｂ氏からみて，Ａ氏の現在の生活はどうか。

TP
①OPの内容をアセスメントし，もし症状などで妨げられているようなことがあれば，緩和方法を検討する。サービスの調整などが必要であれば，Ａ氏，ケアマネジャーと相談をする。
②人にケアをされることに対する思いの傾聴。

OP
①訪問時のＢ氏の顔色，表情，声の様子。
②Ｂ氏の頭痛の頻度や，頭痛薬を内服した頻度とその効果。
③Ｂ氏が睡眠，休息，食事がとれているか。
④訪問看護師が来ない間にあった困ったことや心配ごとを確認する。
⑤夫やＤ氏からどれくらい支援が得られているか。
⑥友人との電話やメール，メッセージアプリなどでのやり取りが継続できているか。

EP
①Ｂ氏に体調が悪い様子が見られたら，看護師訪問中は横になって休んでいてもらうよう声をかける。
②Ｂ氏が今日予定していた患者へのケアについてうかがい，保清のケアなど看護師ができることがあれば，看護師が代わりに行う。
③Ｂ氏が良く介護できていることを伝え，ねぎらう。

EP
①Ａ氏の介護に関して，改善した方が良い点があれば，アドバイスを行う。
②Ｂ氏が毎日している家事やケアで減らしても大丈夫と考えられるものを伝える。

今後について
①8年前に亡くなったＡ氏の妻の亡くなる前の看病の様子をうかがう。
②その時の妻の体調変化と，今後Ａ氏に起こる体調変化の共通点と相違点，今後のＡ氏の体調の見通しについて説明する。
③②の中で，今後今以上にどういう部分で介護量がどれくらい増えると予想されるかを具体的に伝える。
④①～③について，Ｂ氏の反応を見ながら，母親のときの経験や考えを引き出すように話を進める。
⑤その上で，介護量が増えたときに，今後どのように対応しようと思っているかを確認する。
⑥看護師から，役割の再分担や場合によってはサービスを増やすことを検討することを投げかける。
⑦必要があれば，他の家族に看護師からＡ氏の今後や役割について話すことができることを伝える。

Ⅴ　実施・評価

> 本事例では，肝細胞がんによる肝機能低下がＡ氏の全身状態の悪化を招く可能性があることから，＃2の訪問看護の実践を取り上げる。

看護ケア			
（月／日）観察・情報	判断	実施（反応を含む）	評価
＃2　肝臓の腫瘍が増大することによる苦痛が緩和され，肝機能低下による症状があった場合に，症状に合わせた対応がされる。			＃2のOP①④⑤⑥⑨，TP⑤，EP①②を実施。 右の痛みは0〜1で落ち着いており，期待される成果1「右季肋部の痛みがつらくなく過ごせる」は達成されている。しかし，疼痛が増強する可能性があることから，今後もモニタリングをしていく必要がある。期待される成果2の「疼痛出現時のレスキューの使用の際に，Ｂ氏が困らず薬剤を使用することができる」については，Ｂ氏にレスキューの使用方法を指導したところ，「これで困らない」と反応があったことから，理解ができたものと考えられる。今後は実際に使用した場合のＢ氏の反応を確認することをEPに追加する。「3. 便秘による苦痛がなく過ごせる」は，Ａ氏自身でも対処していたが，十分な効果が得られず，腹部膨満感があった。グリセリン浣腸によって排便と排ガスが促され，て腹部膨満感は緩和されたため，達成できた。便秘を予防できることが望ましいが，下剤の経口投与ができないため，引き続き訪問時にOP④⑤⑥ TP⑤を実施する。腹部膨満感は腹水，腫瘍の増大など便秘以外の要因によっても起こるため，アセスメントをもとに必要な対処を行っていく必要がある。
①Ａ氏「右わき腹の痛みは0〜1で治まっています。追加の痛み止めは使っていません。突然痛くなることもなくて，よかったです」	②今使用している鎮痛剤の効果が得られており，Ａ氏は満足している。今後の疼痛時に備えて，レスキュードーズが十分にあるか，疼痛時の使用方法を理解しているかＢ氏に確認する必要がある。	③薬袋の中に残っているレスキュードーズの残り数を確認する。Ｂ氏にレスキュードーズの使用順番，方法を伝えて確認する。	
④Ｂ氏「これで困らないと思います」と，看護師の説明内容を薬袋に書き込む。	⑤Ｂ氏はレスキュードーズの使用方法を理解できたと考えるが，次回再度確認の必要がある	⑥痛み以外の身体状態と生活への影響をＡ氏に聞く。	
⑥Ａ氏「お腹が張った感じがして，ちょっと苦しいです。特に座っていると苦しい。便が5日間出ていないせいだと思います。昨日自分でお腹をマッサージして，下剤の坐薬を入れたけど便が出なかった」	⑥Ａ氏は自身で対処ができているが，排便がみられていない。腹部の視診，聴診，打診，触診によって腹部膨満感の程度と原因，排便援助の必要性を判断する必要がある。	⑦腹部の視診，聴診，打診，触診を実施。	
⑦腹部全体が軽度に膨満している。腸蠕動音微弱。	⑧腹部膨満感の原因として便秘と腹水の貯留のいずれかまたは両方が考えられる。便秘は高アンモニア血症につながることから，排便を促す必要がある。	⑨グリセリン浣腸 60ml を実施。	
⑩トイレから出てきて「出ました。ふう。すっきりして楽になりました。」	⑪便が排泄されて腹部膨満感が軽減した。	⑫普通便と少量のガスが排泄されたのを確認。	

106

医療的ケアを必要とする小児の事例
「週5回各60〜90分の訪問看護」

事例の概要

施設名　　○○訪問看護ステーション

氏　名（イニシャル） Aちゃん	年齢：　2歳1か月 性別：　女児

訪問看護の利用のための保険の種類：医療・　介護　・　その他（　　　　　　　　　）
介護度：要支援　1・2　要介護　1・2・3・4・5　非該当
障害等の認定：身体障害者手帳1級
日常生活自立度：　　自立　J1　J2　A1　A2　B1　B2　C1　C2　非該当
認知症高齢者の自立度：　自立　Ⅰ　Ⅱa　Ⅱb　Ⅲa　Ⅲb　Ⅳ　M　非該当

主たる傷病名　　低酸素性虚血性脳症
傷病の経過と現在の病状・治療状況

〈生育歴〉
在胎38週5日，2,940gで出生。2歳0か月時に自宅退院。現在，退院して1か月が経った。

〈既往歴・現病歴〉
　分娩時に子宮破裂のため緊急帝王切開となったが，アプガースコア[※1]0/0，重症新生児仮死の状態で在胎38週5日，2,940gで出生。気管内挿管，胸骨圧迫により生後10分で心拍再開となった。生後6か月で気管切開術施行，自発呼吸はほとんどなく24時間人工呼吸器管理。1歳3か月で胃瘻造設・噴門形成を行った。てんかん発作のような不随運動により動脈血酸素飽和度（以下，SpO₂）の変動がみられたが内服薬を調整し安定。大学病院NICUから小児科病棟へ転科，試験外泊を経て退院した。脳性麻痺　痙攣，低緊張，痙性四肢麻痺，重度知的障害，発語なし，アイコンタクト不可。

〈家族状況〉
　両親，兄（4歳，保育園児），母方祖母の5人家族。父は会社員。平日勤務で6時に帰宅。兄の育児，Aちゃんの育児・ケア全般に積極的に参加している。母は出産時に止血困難から心肺停止に至ったが，蘇生され後遺症なく回復している。兄は平日，父の送迎で保育園に通園。人懐こい性格でAちゃんの退院を楽しみに待っている。同居している母方祖母は3年前に祖父が他界してから部屋に引きこもりがち。ADLは自立しているが兄やAちゃんのお世話には協力を得られていない。父方祖父母は車で10分程の所に在住。Aちゃん出生後は兄を預かり面倒をみてくれていた。Aちゃんの医療的ケアの手技は習得していない。

〈生活状況〉
　兄の「Aちゃんと早くお家で一緒に遊びたい」という思いや状態が安定してきたAちゃんをみて，両親の家に連れて帰りたいという思いが強くなり1歳半から在宅移行の準備が始まった。その際，病院の地域連携室から依頼があり訪問看護，訪問診療を開始し，退院後の生活等について相談にのっていた。2階建て住宅の2階に居住（浴室は1階だが2階にもリビング，キッチン，洗面台，トイレあり。1階に母方祖母が居住）。試験外泊と退院時に訪問看護を利用。階段昇降時にも人工呼吸を要するため，両親は退院前に移動時の抱っこの仕方や人工呼吸[※2]（バッグバルブマスク，以下BVMとする）の手技の練習を重ねていた。試験外泊，退院時はトラブルなく居住スペースに移動できAちゃんの体調も安定していた。

〈初回訪問状況〉
　退院翌日に訪問診療と同時間に訪問。訪問時，脈拍92回，体温36.2度。SpO₂は100%でリビングに設置されたベッドに穏やかな表情で臥床中であった。両親が在宅しており「昨晩，SpO₂が90%に低下し吸引とカフアシスト[※3]を繰り返し回復したがカニューレが詰まってしまうかと思うほど痰がかたくて怖かった。その後も不安で眠れなかった」との（7時・12時・17時・22時）話があった。両親と痰がかたくなった要因や対処法，緊急時の対処法等（カニューレ交換手技，連絡先）の確認を行ったが，母はAちゃんの症状の変化に対して不安が強い印象であった。また，両親はAちゃんの日常のケア（医療的ケアも含め）は手技を習得していたが，家事や兄の育児もあり一日のスケジュールが過密だったため，平日は連日，訪問看護でAちゃんの入浴介助（沐浴）と状態やケアについて母親と一緒に確認していくことにした。訪問看護は週5回（60分〜90分），訪問診療は週1回利用。ともに24時間対応である。
　訪問時には母からAちゃんの体調のこと以外にも今後どんなふうに成長していくのか（幼稚園や学校に行くことはできるのか），兄にAちゃんの病状をどのように伝えたらよいのか，住宅の改修を考えていることなどの相談があった。

サービスの利用状況（公的なサービス・非公的なサービスや支援など）

時間帯＼曜日	月	火	水	木	金	土	日
AM	訪問看護 Ns　90分	訪問診療	訪問看護 Ns　90分		訪問看護 Ns　90分		
PM		訪問看護 PT　60分		訪問看護 Ns　90分			

家族構成〈キーパーソン：母〉

A市在住　　　　　　　　Y家

X家

40代　　30代　　60代

4歳　　Aちゃん

その他
援助のきっかけ・援助経過
1歳半から在宅移行の準備が始まった。その際，病院の地域連携室から依頼があり訪問看護，訪問診療を開始した。

【この事例をアセスメントするにあたってのポイント】

1. AちゃんのADLは病状の変化に伴い，今後どのようになるか。
2. Aちゃんの医療的ケアと自宅での生活を安全に整えるために必要な支援は何か。
3. 家族は，Aちゃんの今後の生活についてどのような考えをもっているのか。
4. Aちゃんおよび家族が望む生活を送るために必要な援助やサービスは何かを考える。

※1　アプガースコア　The Apgar Score
アプガースコアとは，新生児の出生直後の評価指数である。通常，生後1分後，5分後に判定することが決められている。0～3点：重症仮死，4～6点：軽度仮死，7～10点：正常。
なお，蘇生の際の一つの目安として，アプガースコアが7点以上であれば酸素が少し必要なことがある程度で，通常はそれも不要である。4～6点の場合は足底刺激・酸素・バギングで反応することが多く，3点以下の場合は気管挿管下での酸素投与が必要となり，この場合，心拍が戻らなければ，胸骨圧迫・薬物療法も必要となる。
※2　人工呼吸（バッグバルブマスク）
バッグバルブマスク（BVM）は，呼吸停止，低酸素血症，低換気を伴う患者に対して，自己膨張式バッグを圧搾，開放することにより，強制および補助的に換気ができる手動式肺人工蘇生器である。
※3　カフアシスト
フェイスマスクまたは気管切開に接続することで，陽圧から陰圧に瞬時にシフトし人工的に咳を作りだし，気道にたまった痰を吐き出すための機器である。

事例の詳細情報

疾患・医療ケア

【疾患・病態・症状】

病名　　低酸素性虚血性脳症

生育歴　在胎 38 週 5 日，2,940 g で出生。2 歳 0 か月時に自宅退院。退院して 1 か月が経った。

既往歴・現病歴

　分娩時に子宮破裂のため緊急帝王切開。アプガースコア 0/0，重症新生児仮死の状態で在胎 38 週 5 日，2,940 g で出生。気管内挿管，胸骨圧迫により生後 10 分で心拍再開となった。生後 6 か月で気管切開術施行，自発呼吸はほとんどなく 24 時間人工呼吸器管理。1 歳 3 か月で胃瘻造設・噴門形成を行った。てんかん発作のような不随意運動により動脈血酸素飽和度（以下，SpO$_2$）の変動がみられたが内服薬を調整し安定。大学病院 NICU から小児科病棟へ転科，試験外泊を経て退院した。脳性麻痺痙攣，低緊張，痙性四肢麻痺，重度知的障害，発語なし，アイコンタクト不可。

【医療ケア・治療】

治療状況

　月 1 回外来を受診している（小児科・耳鼻科・眼科）

　週 1 回訪問診療

服薬内容

① リオレサール 6 mg 2 ×　　② ダントリウム 10 mg 2 ×　　③ フェノバール 36 mg 2 ×

④ ホリゾン 4 mg 2 ×　　⑤ リボトリール 0.6 mg 2 ×　　⑥ イーケプラ 600 mg 2 ×

⑦ 酸化マグネシウム 500 mg 2 ×　　⑧ 六君子湯 1 g 2 ×

・アズノール，サトウザルベ軟膏

・吸入：ビソルボン 1 mL ＋生食 1 mL　1 日 3 回＋適宜

医療ケア

　24 時間人工呼吸器管理（移動時は BVM 必要），経管栄養（胃瘻），吸引，吸入

訪問看護指示内容

　病状の観察，人工呼吸器・胃瘻管理，理学療法士による機能訓練・アドバイス

　療養相談，緊急時の対処指導

訪問看護の内容

　全身状態の観察，入浴介助，家族支援

その他，全身状態・主な医療処置

　低緊張・痙性四肢麻痺

　重度の知的障害あり。発語・アイコンタクト不可

　身長：80 cm　体重：10.5 kg

　排泄：おむつ使用

　　排便　1 〜 2 回／日（酸化マグネシウム内服）泥状便

　　排尿　6 回／日

　栄養：4 回／日（7 時・12 時・17 時・22 時）経管栄養（胃瘻）

　　　　7 時ソリタ 120 mL ＋エネーボ 40 mL

　　　　12 時ソリタ 120 mL ＋エネーボ 40 mL

　　　　17 時ソリタ 150 mL

22 時ソリタ 120 mL ＋エネーボ 50 mL

吸引：6 〜 10 回／日

吸入：3 回／日

活動
【移動】
屋内移動 抱っこで移動（父か母）

屋外移動 バギー（外出用本人専用）

【生活動作】
基本的日常生活動作
食事・排泄・清潔・更衣整容・移動その他日常生活において全部に介助が必要である。

入浴：沐浴（毎日〜隔日）2F リビングスペースでベビーバスで平日は母と訪問看護師で，休日は両親で実施

排泄：おむつ使用

体位保持：ベッドに臥床していることが多く 3 〜 4 時間間隔で体位変換をしている。

低緊張のためクッション等でポジショニングをおこなっている。

環境
【療育環境】
住居環境
持ち家，約 8 年前から 2 階建ての住宅に居住している。2 階建て住宅の 2 階に居住（浴室は 1 階だが 2 階にもリビング，キッチン，洗面台，トイレあり。1 階に母方祖母が居住）

地域環境
住居周辺は住宅街

近隣にはスーパーがある。

受診の病院は車で 10 分程度

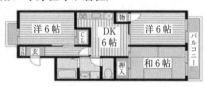

【社会資源】
サービス利用 ※事例の概要参照
保険・制度の利用
社会保険（家族）

重度心身障害児医療費助成制度

身体障害者手帳 1 級

療育手帳

特別児童扶養手当，障害福祉手当

在宅難病患者等酸素濃縮器使用助成（電気代助成）

家族状況 ※事例の概要参照
家族の思い
兄：「A ちゃんと早くお家で一緒に遊びたい」

両親：自宅での療養を継続したい。

父：1 階浴室で父が A ちゃんを抱っこしてお風呂に入りたい。

訪問看護利用者を対象とした必須アセスメントシート

　　　A　　　ちゃん

住所　　　○○○　　　　　　　　　電話番号，緊急連絡先　　　△△△ - △△△△

領　域	視　　点		情　　報
A 基本情報	・どこに，誰と，どんな住宅に住み，どんな仕事をしているのか等を全体的に把握する。 ・在宅で療養生活を送る上で，住居や周囲の地域環境，医療やサービスにかかる費用，経済状況などを把握し，負担はないか判断する。	家族構成	Aちゃん：2歳1か月女児 自宅で5人暮らし。 父：40代　会社員 母：30代　専業主婦 兄：4歳　保育園に通園 祖母：60代　3年前に祖父が他界し部屋に引きこもりがち。 父方祖父母：60代　自営業 車で10分程度の所に在住
		経済	社会保険（家族） 重度心身障害児医療費助成制度 身体障害者手帳1級， 療育手帳 特別児童扶養手当，障害福祉手当 在宅難病患者等酸素濃縮器使用助成（電気代助成）
		住環境	持ち家，約8年前から2階建ての住宅に居住している。2階建て住宅の2階に居住（浴室は1階だが2階にもリビング，キッチン，洗面台，トイレあり。1階に母方祖母が居住）
		地域環境	住居周辺は住宅街である。 近隣にはスーパーがある。 受診の病院は車で10分程度。
B 療養者の健康状態	・現在，どのような症状が出現しているのか，どのような治療が必要なのかを把握する。 ・その症状によって日常生活のなかで影響を及ぼしている部分はどの部分なのかを把握する。 ・医療状況，生物身体面の機能だけではなく，精神面の機能も含めて，全体の健康状態を把握する。 ・本人の疾患，治療状況，症状，日常生活行動と各項目を把握するとともに，包括して全身状態を把握する。	医療状況	生育歴：在胎38週5日，2,940gで出生。2歳0か月時に自宅退院。現在，退院して1か月
			既往歴・現病歴： ・分娩時に子宮破裂のため緊急帝王切開となったが，アプガースコア0/0で気管内挿管，胸骨圧迫により生後10分で心拍再開となった。 ・生後6か月で気管切開術施行，自発呼吸ほとんどなく24時間人工呼吸器管理。 ・1歳3か月で胃瘻造設・噴門形成を行った。 ・てんかん発作のような不随運動あり内服薬調整で安定し大学病院NICUから小児科病棟へ転科，試験外泊を経て退院した。 ・低緊張，痙性四肢麻痺，重度知的障害，発語なし，アイコンタクト不可。
			受療状況： ・月1回，大学病院外来を受診している，小児科・耳鼻科・眼科 ・週1回，訪問診療
			主治医：大学病院小児科医師 治療方針：原疾患に対する治療は少なく，合併症の治療が主体となる。
			服薬内容： ① リオレサール6mg2× ② ダントリウム10mg2× ③ フェノバール36mg2× ④ ホリゾン4mg2× ⑤ リボトリール0.6mg2× ⑥ 酸化マグネシウム500mg2× ⑦ イーケプラ600mg2× ⑧ 六君子湯1g2× ・ヒアレイン点眼，タリビット眼軟膏 ・アズノール，サトウザルベ軟膏 ・吸入：ビソルボン1mL＋生食1mL　1日3回＋適宜

【アセスメント】

記入者：　　　　　　　日付：　年　　月　　日

アセスメント内容	アセスメント結果
2階建ての2階に居住。外出時や1階の浴室を使う場合は抱っこでの階段の昇降が必要であり危険はないか確認が必要である。 両親以外に同居の母方祖母，近くに住む父方祖父母にAちゃんのケア，兄のお世話をどのくらい協力が得られるか確認が必要である。 主要な制度に関わる手続きは済んでいるので，更新手続きや新たな申請に関わる相談にのっていく必要がある。 療養生活を継続していく上での経済的負担は確認できていない。 近隣にスーパーもあることから利便性の良い場所に住居があると考えられる。 受診するために父が自家用車を運転して母が車内でAちゃんのケアをするのか，その場合，父は仕事を休めるのか，受診継続のための移動手段を確認する必要がある。	室内移動時の安全性を確認する。 Aちゃんと兄のケアや育児等の協力体制を把握する。 経済的負担を確認する。 受診時の移動手段，介護負担を確認する必要がある。
・Aちゃんは，在胎38週5日，2,940gで出生。生後6か月で気管切開術施行，自発呼吸ほとんどなく24時間人工呼吸器管理。1歳3か月で胃瘻造設・噴門形成を行った。てんかん発作のような不随運動あり現在は内服薬調整で安定している。 ・低緊張，痙性四肢麻痺，重度知的障害，発語なし，アイコンタクト不可で重度の肢体不自由と重度の知的障害が重複している状態，重症心身障害児である。 ・Aちゃんの場合，医療技術の進歩によって命が助かり，病状の安定とともに退院となった。 ・気管切開，人工呼吸器，胃瘻管理，吸引などの医療的ケアを自宅で夜中も含めてどのように行っていくのか自宅での管理を安全に進めていく必要がある。 ・呼吸器や消化器等の様々な合併症を起こしやすく重症化しやすい。	出生時の低酸素性虚血性脳症※4による脳障害が原因となり今後も症候性てんかん※5が出現する可能性がある。 医療的ケアが必要であり，緊急時の対処，安全な医療的管理を目指す必要がある。 重症化を防ぐ予防的な看護が必要である。
・前回訪問時，バイタルサインなど問題ない。昨晩の状態と対処について確認が必要である。今後も，SpO₂を含めさまざまな症状が出現する可能性がある。今後もAちゃんの状態・症状の変化に気づくことができ対処（処置や連絡，相談）できるように支援していく必要がある。緊急時の対処，指導内容について主治医とも連絡，相談する必要がある。 ・医師より病状の説明内容はどうだったのか家族に確認する必要がある。 ・Aちゃんの身体状況確認および維持のために病院受診の継続が必要である。 ・訪問診療と病院受診でそれぞれにできることを確認し家族にも理解してもらう必要がある。 ・家族が服薬管理しているが1日2回の服薬時間がAちゃんの体調や生活リズムに適しているか確認していく。また，抗てんかん薬は服薬の継続が重要であり，作用と副作用については経過観察していく必要がある。治療の副作用である眠気や消化器症状の出現の可能性もあるため，留意していく。 ・胃瘻の管理，けいれん・筋緊張の亢進は合併症発生の可能性を高めるため，薬物コントロールを十分にしていけるように観察の継続が必要である。	症状の変化に早期に気づき迅速に対応する必要がある。 服薬の継続，作用や副作用について経過観察が必要である。

※4　低酸素性虚血性脳症：分娩時の低酸素環境により，脳になんらかの障害が発生した状態をいう。新生児仮死が主な原因になる。意識障害・筋緊張低下・けいれんなどが発生し，のちに脳性麻痺・精神発達遅滞などの後遺症を起こす可能性がある。
※5　症候性てんかん：脳に何らかの障害や傷があることによっておこるてんかん。生まれたときの仮死状態や低酸素，脳炎，髄膜炎，脳出血，脳梗塞，脳外傷が原因。

領　域	視　　点	情　　報	
B 療養者の健康状態		生物身体機能	訪問看護指示書： ・指示内容：病状の観察，人工呼吸器，胃瘻管理，療養相談，緊急時の対処指導
			バイタルサインズ： 前回訪問時（退院し1か月），脈拍92回，体温36.2度。SpO₂は100％。昨晩，SpO₂が90％に低下し吸引とカフアシストを施行し回復したがカニューレが詰まってしまうかと思うほど痰がかたくて怖かった。その後も不安で眠れなかった。
			身長・体重： 身長80 cm　体重10.5 kg
			ADL： ・経管栄養（胃瘻） 　1日4回（7時・12時・17時・22時） ①　7時ソリタ120 mL＋エネーボ※⁶40 mL ②　12時ソリタ120 mL＋エネーボ40 mL ③　17時ソリタ150 mL ④　22時ソリタ120 mL＋エネーボ50 mL
			・入浴→沐浴（毎日〜隔日）2Fリビングスペースでベビーバスを使用して沐浴。平日は母と訪問Nsで実施。休日は両親で実施。1F浴室で父が抱っこしてお風呂に入りたい希望がある。
			・排泄：おむつ使用 排便：酸化マグネシウム内服で1日1〜2回（泥状便）　臀部ただれやすい。 排尿：1日6回
			・移動，移乗，体位保持：全介助 移動用補装具：外出用バギー1台 室内移動は抱っこ（父か母），ベッドに臥床していることが多く3〜4時間間隔で体位変換をしている。 低緊張のためクッション等でポジショニングを行っている。 週1回訪問看護でPTが訪問しポジショニングや移動時のアドバイスを行っている。
			生活状況： ・階段昇降時にも人工呼吸を要するため，両親は退院前に移動時の抱っこの仕方や人工呼吸（BVM）の手技の練習を重ねていた。 ・試験外泊，退院時はトラブルなく居住スペースに移動できAちゃんの体調も安定していた。
		精神機能	精神状態，意識，知能： ・重度知的障害，発語なし，アイコンタクト不可
C 療養者の心理 社会機能	・本人の日常生活を全体的に把握する。	暮らし方	活動範囲 生活習慣，生活リズム 生活意欲
	・生活時間，生活習慣など，どんな生活をしているのか，どんなふうに療養生活を送り，どんな思いで暮らしているのか，本人の生活，人生等を把握する。	社会交流	外出の機会，頻度 コミュニケーション能力 友人・知人との交流

※6　エネーボ：経腸栄養剤。一般に，手術後患者の栄養保持に用いることができるが，特に長期にわたり，経口的食事摂取が困難な場合の経管栄養補給に使用する。

アセスメント内容	アセスメント結果
・パーセンタイル値，血液データを確認し栄養状態を評価するために経過をみていく必要がある。 ・現在は，発熱はなく感染を起こしていないと考えられるが，在宅で気管切開，胃瘻の管理，吸入，吸引などをおこなっていることにより感染しやすい状態である。血液検査値など必要な情報を収集する必要がある。	気管切開，胃瘻造設により易感染性のリスク状態である。
・胃瘻造設による腸蠕動の低下に関連して排便のコントロールが必要である。	
・日常生活において，排泄，清潔，その他日常生活に全部に介助が必要な状況である。訪問看護時間以外は家族がＡちゃんのケアを担うことになるため，家族の体調や心身の疲労等に注意してみていく必要がある。また家族がＡちゃんのケアに自信がもて，かつ安心してＡちゃんや兄の育児を楽しめるように関わることが重要である。	
・Ａちゃんは現在終日2Fで過ごしているが，今後，受診などの外出や1Fでの入浴希望もあり，安全に階段の昇降ができるように検討が必要である。また，Ａちゃんの身体の成長に合わせ，ベビーバスでの沐浴は困難となるため，浴室で安全に入浴できる手技の獲得が必要となってくる。 ・Ａちゃんは，思うように身体が動かせない。褥瘡予防・関節拘縮予防のため，体交，ポジショニングの確認が必要である。	セルフケアの援助が必要である。
・階段昇降時，移動時，抱っこの仕方やBVMの手技についても安全を確認していく。	生活のリズムを整えＡちゃんと家族の愛着形成を促していく。
・Ａちゃんの生活のリズムを整えていくこと，Ａちゃんと家族の愛着形成を促していくことが重要である。Ａちゃん自身が家族以外の人とも対人交流を持ち，コミュニケーションを大事にすることが必要である。 ・幼児期にあるため，成長発達が著しい時期である。絵本や音が出るおもちゃなど刺激を与え遊びの工夫が必要である。Ａちゃんの成長発達に伴い，自宅以外で通所できる場所の検討が必要である。	成長・発達・精神運動発達を促していく必要性がある。
・できるだけ自宅で療養したいという家族の意思を尊重し，今後，病状が悪化した場合を予測し，緊急時の連絡体制を構築していくとともに，少しでも現状維持し生活できるよう支援していく。	

領域	視　　点	情　　報	
C　療養者の心理社会機能	・本人の家族に対する思い，周りの人々との交流や社会とのつながり，本人の大切にしていること等，その人の価値観，QOL を考える。	在宅生活の選択の意思	・兄の「Aちゃんと早くお家で一緒に遊びたい」という思いがある。 ・両親はできるだけ自宅での療養を希望している。
		家族に対する思い	
D　家族と介護の状況	・家族全体の健康状況，家族のもつ力を把握する。 ・家族成員それぞれの健康と生活を考える。 ・介護者がいる場合，その内容について把握する。	家族の状況・家族の介護力	・1歳半から在宅移行の準備が始まった。その際，病院の地域連携室から依頼があり訪問看護，訪問診療を開始し，退院後の生活等について相談にのっていた。 ・試験外泊と退院時に訪問看護を利用。家族は退院指導時に病棟看護師より，栄養前の胃残が多い時には病院へ連絡，けいれん発作時かつ SpO_2 の値が下がる時にはダイアップ4mg を1本と説明されている。 ・退院翌日に訪問診療と同時間に訪問。前回訪問時，脈拍92回，体温 36.2 度。SpO_2 は 100% でリビングに設置されたベッドに穏やかな表情で臥床中であった。昨晩，SpO_2 が 90% に低下し吸引とカフアシストを施行し回復したがカニューレが詰まってしまうかと思うほど痰がかたくて怖かった。その後も不安で眠れなかったとの話があった。両親と痰がかたくなった要因や対処法，緊急時の対処法等（カニューレ交換手技，連絡先）の確認を行った。 ・同居している母方祖母は3年前に祖父が他界してから部屋に引きこもりがちで協力を得られていない。 ・父方祖父母は車で10分程の所に在住。Aちゃん出生後は兄を預かり面倒をみてくれていた。Aちゃんの医療的ケアの手技は習得していない。
E　社会資源の利用	・社会資源に対する利用の仕方を把握する。 ・現在利用のサービスに対する充足度や満足度などを把握する。	利用状況	障害福祉サービス受給者証 （居宅介護90時間/月，短期入所7日/月） ・訪問看護　週5回 （60分〜90分/日）24時間対応 ・訪問診療　週1回 ・平日は連日，訪問看護でAちゃんの入浴介助（沐浴）と状態やケアについて母親と一緒に確認していくことにした。 ・訪問時には母からAちゃんの体調のこと以外にも今後どんなふうに成長していくのか（幼稚園や学校に行くことはできるのか），兄にAちゃんの病状をどのように伝えたらよいのか，住宅の改修を考えていることなどの相談があった。

本人の主訴や要望	
家族の主訴や要望	Aちゃんと一緒に家族で生活していきたい。
これからの生活，ケアについての希望	今後どんなふうに成長していくのか，兄にAちゃんの病状をどのよう

アセスメント内容	アセスメント結果
・Aちゃんの病状や障害に対する両親の思いを継続して受容していく必要がある。また兄の気持ちも大切にし，兄への病気の説明，受け止めが必要である。兄自身が両親と関わる時間を十分に確保できるように家族へ支援していく。	
・主治医，相談支援専門員，ヘルパーと連絡を行い，訪問看護の内容を伝え，病状の急激な変化を予測し病状を維持し，疼痛等も確認しながらADL低下しないように支えていく必要がある。また，急変時の連絡体制についても確認しておく。家族へ症状の説明と今後の予測を伝え，急変時は誰がどう動くのか，看護師は何をするのかを伝えていく。 ・退院指導の内容について家族は理解し行動できるか，不安の有無等を確認する。 ・脈拍，SpO₂ の値の基準など観察のポイント等を，いつでも確認することができるように紙に書いておく等，指導内容について確認する。 ・1日の生活の流れを整えるためスケジュールを把握する必要がある。	
・医療的ケアが多いが，その手技の獲得は両親に限られている。特に母親の拘束時間が長いため，家族の疲労が大きくならない前に，レスパイト時間の提供が必要である。	介護負担の把握とレスパイト時間の提供が必要である。
・退院後の生活のリズムができて馴れてきたころに，家族各々の生活スタイルに合ったケア等スケジュールの見直しが必要である。 ・Aちゃんのデイサービスの導入・検討していく必要がある。	療養生活を継続していくために利用しているサービスの見直し，新しいサービスの導入を検討していく必要がある。
に伝えたらよいのか，住宅の改修を考えている。	

Ⅲ-① 統合―健康課題の特定

実線：生じていること　点線：関連性があると考えられること
網掛け：健康課題として考えられること　★：強み

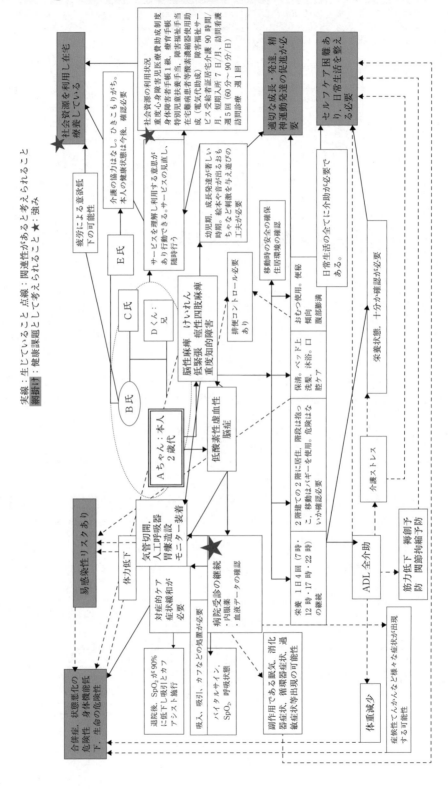

Ⅲ-② 統合─健康課題の特定

ポイントは，情報と情報をつなげる→総合して判断する→健康課題（看護問題，看護診断）を挙げる！

《特定した健康課題》

易感染性，感染リスク状態について＃1とは別に課題を挙げてもよいし，＃1に入れてもよい。

Aちゃんは，2歳代の女児である。両親と兄と2階建て住宅の2階に居住している。1階には母方の祖母が住んでいる。Aちゃんは，在胎38週5日，2,940gで出生。分娩時に子宮破裂のため緊急帝王切開，アプガースコア0/0で気管内挿管。後6か月で気管切開術施行，自発呼吸ほとんどなく24時間人工呼吸器管理。1歳3か月で胃瘻造設・噴門形成を行った。低緊張，痙性四肢麻痺，重度知的障害，発語なし，アイコンタクト不可。重度の肢体不自由と重度の知的障害が重複している状態，重症心身障害児である。

現在，退院して1か月が経過している。在宅において医療的ケアが必要であり，緊急時の対処，安全な医療的管理を目指す必要がある。以下の健康課題が考えられる。

①Aちゃんは，今後も出生時の低酸素性虚血性脳症による脳障害が原因となり症候性てんかんなど様々な症状が出現する可能性がある。医療的ケアが必要であり，緊急時の対処，安全な医療的管理を目指す必要がある。今後も，SpO$_2$を含めバイタルサイン，一般状態の観察を継続しAちゃんの状態・症状の変化に気づくことができ対処できるように支援していく必要がある。Aちゃんの身体状況確認および維持のために病院受診の継続，訪問診療等のサービスの継続が必要である。家族が服薬管理しているが1日2回の服薬時間がAちゃんの体調や生活リズムに適しているか確認していく。また，服薬の作用と副作用については経過観察していく必要がある。

＃1. 低酸素性虚血性脳症の後遺症による低緊張，痙性四肢麻痺，重度知的障害があり，気管切開，胃瘻造設，自発呼吸の低下，筋緊張の低下等による全身状態悪化の可能性がある。
＜実在型＞

②Aちゃんは，現在も胃瘻の管理，気管切開，吸入，吸引など医療的ケアが必要である。呼吸・循環等の障害を出来るだけ取り除き，栄養・呼吸・排泄を助け，感染予防をすることが重要である。現在は，発熱はなく感染を起こしていないと考えられるが，易感染性のリスク状態である。血液検査値など必要な情報を収集する必要がある。呼吸器や消化器等の様々な合併症を起こしやすく重症化しやすいため予防的な看護が必要である。

＃2. 上記疾患により医療的ケアが必要な状態であり，在宅で気管切開，胃瘻の管理，吸入，吸引などを行っていることにより易感染状態である。
＜実在型＞

③Aちゃんは，医療ケア実施にあたり環境はどうなのか，移動時に転倒する可能性はないか確認が必要である。Aちゃんは日常生活において，排泄，清潔，栄養，移動その他，全介助が必要な状況である。階段昇降時，移動時，抱っこの仕方やBVMの手技についても安全を確認していく。褥瘡予防・関節拘縮予防のため，体交，ポジショニングの確認が必要である。

＃3. 全身状態の悪化，体力低下により，日常生活の一部あるいは全てにセルフケアの援助が必要である。
＜実在型＞

④幼児期にあるため，成長発達が著しい時期である。絵本や音が出るおもちゃなど刺激を与え遊びの工夫が必要である。Aちゃんの成長発達に伴い，自宅以外で通所できる場所の検討が必要である。また家族がAちゃんのケアに自信がもて，かつ安心してAちゃんや兄の育児を楽しめるように関わることが重要である。

＃4. 児の成長・発達，特に精神機能の発達を促す援助が必要である。
＜実在型＞

⑤家族の疲労が大きくならない前に，レスパイト時間の提供が必要である。退院後の生活のリズムができて馴れてきたころに，家族各々の生活スタイルに合ったケア等スケジュールの見直しが必要である。家族の体調や心身の疲労等に注意してみていく必要がある。Aちゃんのデイサービスの導入・検討していく。Aちゃんの在宅での生活がなれてきた場合の経済面の負担を考慮していく。

＃5. 社会資源を利用して在宅の療養生活を継続できる。
＜ウェルネス型＞

・優先順位の目安は，1. 生命の危険度 2. 主観的苦痛 3. 健康に及ぼす影響 4. 生活行動に及ぼす影響とする。①②③④は実在型表現である。低酸素性虚血性脳症の後遺症により様々な合併症の発症は，生命の危険度が増す可能性がある。したがって，①を優先順位第1位とする。①は，Aちゃんの病状悪化することにより，急変する可能性が高い。②を2位とした理由は，現在はまだ感染が起こっていなく予防的に支援の有効性も考え，また①の次に重要と考え優先順位2位とした。③は身体機能が低下し次に生活行動に影響を及ぼすことになるため3位とする。次は，現時点で精神発達の遅れは原疾患の影響であり今後も影響していくことではあるが，小児の成長発達は著しいため，今後の働きかけが重要であり，①②③より現状ではまだリスクとしては低いこと，生命に直接影響するかは不明であるため，優先順位4位とする。⑤はウェルネス型であり在宅生活を継続していくための強みとして考えられる。①②③④より優先順位は低く，第5位とする。

訪問看護利用者を対象とした必須アセスメントシート【統合】

______A_____ ちゃん

アセスメント結果

Aちゃんは出生時の低酸素性虚血性脳症による脳障害。症候性てんかんが出現する可能性がある。気管切開，胃瘻造設により易感染性のリスク状態である。

医療的ケアが必要であり，緊急時の対処，安全な医療的管理を目指す必要がある。

さまざまな症状が出現する可能性。症状の変化に気づくことができ対処できるように支援していく必要がある。

内服薬の継続が重要であり，作用と副作用については経過観察が必要である。

パーセンタイル値，血液データを確認し栄養状態を評価する必要がある。

ADL全介助が必要な状況である。訪問看護時間以外は家族がAちゃんのケアを担う。

ADL低下しないように支えていく必要がある。また，急変時の連絡体制について確認が必要。

Aちゃんと家族の生活リズムを整えていく必要がある。
遊びの工夫が必要で他のサービスの検討が必要である。

家族の疲労に注意し，レスパイトの提供が必要である。

優先順位を考慮　※実在，リスク，ウェルネス型を考慮

記入者：　　　　　　日付：　年　　月　　日

統合	健康課題
医療状況・今後も出生時の低酸素性虚血性脳症による脳障害が原因となり症候性てんかんなど様々な症状が出現する可能性がある。医療的ケアが必要であり，緊急時の対処，安全な医療的管理を目指す必要がある。今後も，SpO_2を含めバイタルサイン，一般状態の観察を継続しAちゃんの状態・症状の変化に気づくことができ対処できるように支援していく必要がある。1日2回の服薬時間がAちゃんの体調や生活リズムに適しているか確認していく。	低酸素性虚血性脳症の後遺症による低緊張，痙性四肢麻痺，重度知的障害があり，気管切開，胃瘻増設，自発呼吸の低下，筋緊張の低下等による全身状態悪化の可能性がある。（実在型）
機能面・現在も胃瘻の管理，気管切開，吸入，吸引など医療的ケアが必要である。呼吸・循環等の障害を出来るだけ取り除き，栄養・呼吸・排泄を助け，感染予防をすることが重要である。現在は，発熱はなく感染を起こしていないと考えられるが，易感染性のリスク状態である。呼吸器や消化器等の様々な合併症を起こしやすく重症化しやすいため予防的な看護が必要である。	上記疾患により医療的ケアが必要な状態であり，在宅で気管切開，胃瘻の管理，吸入，吸引などを行っていることにより易感染状態である。（実在型）
生活面・医療ケア実施にあたり環境はどうなのか，移動時に転倒する可能性はないか確認が必要である。Aちゃんは日常生活において，排泄，清潔，栄養，移動その他，全介助が必要な状況である。褥瘡予防・関節拘縮予防のため，体交，ポジショニングの確認が必要である。	全身状態の悪化，体力低下により，日常生活の一部あるいは全てにセルフケアの援助が必要である。（実在型） 児の成長・発達，特に精神機能の発達を促す援助が必要である。（実在型）
家族状況・成長発達が著しい時期である。絵本や音が出るおもちゃなど刺激を与え遊びの工夫が必要である。Aちゃんの成長発達に伴い，自宅以外で通所できる場所の検討が必要である。家族がAちゃんのケアに自信がもて，かつ安心してAちゃんや兄の育児を楽しめるように関わることが重要である。	社会資源を利用して在宅の療養生活を継続できる。（ウェルネス型）
社会資源・家族の疲労が大きくならない前に，レスパイト時間の提供が必要である。家族各々の生活スタイルに合ったケア等スケジュールの見直しが必要である。家族の体調や心身の疲労等に注意してみていく必要がある。Aちゃんの在宅での生活がなれてきた場合の経済面の負担を考慮していく。	

Ⅳ-① 看護計画

目標（長期目標）：Aちゃんが心身ともに穏やかに生活でき，Aちゃんと家族がともに成長・発達ができる。

短期目標	期待される成果	
		評価日
#1 低酸素性虚血脳症の後遺症による低緊張，痙性四肢麻痺，重度知的障害があり，気管切開，人工呼吸器，胃瘻造設等の医療的管理が必要であるため呼吸器や消化器等の合併症により全身状態が悪化せず，現状を維持することができる。	①呼吸状態が悪化しない ②てんかん発作を起こさない ③感染予防行動（これは#2で計画）ができる ④適切な姿勢が保持できる ⑤栄養状態が悪化しない ⑥内服治療の継続 ⑦内服薬の副作用である消化器症状，睡眠障害等がみられない ⑧家族がどのような時に訪問看護師，医師に連絡すべきか理解できる	訪問時毎回 訪問時毎回 訪問時毎回 訪問時毎回 1か月後 1か月後

> #1は，後遺症による全身状態悪化の可能性，特に呼吸状態の悪化の可能性がある＜実在型＞の健康課題である。これに対応する短期目標を考えてみよう。
> Aちゃんがどういう状態であればよいか？つまり，悪化せず，現状維持できる，という目標表現になる。

> 急変時の早期発見，内服薬の作用・副作用の把握のために，本事例は特にOPが重要！

> 観察（OP），直接援助・処置（TP），教育的援助（EP）が明確になるように具体策を表記した。

具体策

#1
【OP】
1）バイタルサイン（血圧，脈拍，体温，呼吸）呼吸回数，呼吸状態，チアノーゼの有無，SpO_2 の測定
2）呼吸状態の観察（呼吸音聴取，換気の状況，胸郭の動き，喘鳴の有無）
3）口腔内，上気道の貯留物，痰の状態（色・量・粘稠度・におい），吸引の状況
4）てんかん発作時の状況の観察（意識状態，眼球の状態，発熱・頭痛，嘔吐の有無，睡眠状況，誘発要因）
5）栄養状態の観察（栄養摂取量および内容，水分摂取量，嘔吐・腹痛・便秘・下痢の有無，腸蠕動音，冷汗，眠気，浮腫の有無，皮膚の状態，発疹）
6）全身状態の変化，姿勢の観察，筋緊張の有無と程度
7）他覚症状（顔色，結膜色，表情，機嫌，会話時の反応，皮膚異常の有無，末梢冷感）
8）人工呼吸器器械の観察，確認，胃瘻・カニューレ挿入部の観察
9）排尿・排便回数および性状
10）服薬状況
11）血液検査値（病院受診時）血液検査データ（TP，アルブミン，総コレステロールなど）
12）体重の経過
13）1日の生活リズム
14）病院受診状況
【TP】
1）バイタルサインズおよび症状確認する。その結果を伝える。
2）体温の状態により保温・保冷
3）服薬状況の確認
4）口腔内，呼吸器回路内に水分を除去
5）固定，保持しているクッション，タオルを使用し良肢位の保持
6）チューブの留置位置・挿入の長さ，固定状況，栄養剤の温度，注入量，注入速度の把握
7）両親の不安を傾聴する
【EP】
1）服薬管理について支持する。また，日常の児の一般状態，平常値を把握しておく必要性を説明する。
2）医療的ケアの実施状況を確認し支持する。
3）けいれん発作時の観察，対処方法について確認する。
4）以下のときには，看護師に連絡するよう伝える。
・発熱，風邪症状
・けいれん，てんかん発作
・脈拍，SpO_2 の測定，呼吸困難の増悪
5）Aちゃんに合った安楽なポジショニングを説明する。

IV-① 看護計画

目標（長期目標）：Aちゃんが心身ともに穏やかに生活でき，Aちゃんと家族がともに成長・発達ができる。

短期目標	期待される成果	評価日
＃2 上記疾患により医療的ケアが必要な状態であり，在宅で気管切開，胃瘻の管理，吸入，吸引などを行っている。感染しない状態を維持することができる。 <実在型>	①感染兆候がみられない ②口腔内清潔が保たれる ③Aちゃんにとって安楽な（バリエーションある）姿勢で過ごす時間を作る ④適切な姿勢が保持できリハビリを行うことができる ⑤浮腫がみられない ⑥人工呼吸器等，回路に障害がない	1か月後 訪問時毎回

＃2は，医療的ケアが必要な状態であり，在宅で気管切開，胃瘻の管理，吸入，吸引などを行っていることにより易感染状態である<実在型>健康課題であった。これに対応する短期目標を考えてみよう。どういう状態であればよいか？つまり，感染しない状態を維持できる，という目標表現になる。

● 引用・参考文献

1) 奈良間美保, 丸光恵, 西野郁子他著：系統看護学講座, 専門分野II小児臨床看護各論, 小児看護学②, p386. 医学書院, 2018
2) 公益社団法人日本てんかん協会HP：https://www.jea-net.jp/epilepsy
3) 河野寿夫, 伊藤裕司編集：ベッドサイドの新生児の診かた改訂3版, pp69〜70. 南山堂, 2016
4) 河井昌彦著：NICUナースのための必修知識第4版, p11. 金芳堂, 2016
5) 尾野敏明監修：人工呼吸ケアの機器・物品 現場で頼れる早引き事典, p66. メディカ出版, 2018
6) KEGGデータベース：http://database.japic.or.jp/pdf/newPINS/00062732.pdf
7) 日本神経治療学会：日本神経治療学会治療指針作成委員会編集 標準的神経治療：重症神経難病の呼吸ケア・呼吸管理とリハビリテーション, 神経治療, p198, Vol. 30, No. 2. 2013

具体策

♯2
【OP】観察
1）～12）は♯1と同じ。
　肺炎の兆候はないか呼吸状態に注意して観察する。
13）沐浴状況
14）胃瘻，気管カニューレの挿入部の観察，人工呼吸器回路の観察
　チューブの留置位置・挿入の長さ，固定状況
　栄養剤の温度，注入量，注入速度の把握
15）姿勢，関節拘縮，筋緊張の程度の観察

【TP】実施計画
1）全身及び口腔内の清潔を保つ。
2）定期的に呼吸器回路の交換をする。
3）吸引に関する機器の清潔，吸引時の清潔操作を保つ。
4）リハビリ前・中・後，児の状況の観察をする。良姿勢を保持し，リハビリを実施する。バギー等の姿勢，体型の変化に留意する。
　適切な呼吸介助，定期的また適宜カフアシストを実施
5）入浴前・中・後の観察し，気管切開口への水の流入を防ぐとともに，両親の入浴の手技を確認する。
6）経腸栄養剤の注入時の児の体位，姿勢を調整し，栄養前・中・後の観察をする。
7）器械，呼吸器回路の確認をする。

【EP】ケア・教育
1）分泌物の判別方法や感染徴候について説明する。
2）姿勢の重要性，リハビリの実施について説明する。
3）沐浴の実施。ヘルパーと連携し，方法等を伝える。
4）栄養の注入状況について確認する。栄養状態の評価を伝える。
5）器械，呼吸器回路の清潔，安全性について一緒に確認する。

筋萎縮性側索硬化症の事例
「週2回，各90分訪問看護利用」

事例の概要

施設名　　G訪問看護ステーション

氏　名（イニシャル） A氏	年齢：　40代後半	
	性別：　男性	職業：元会社員

訪問看護の利用のための保険の種類： 医療 ・ 介護 ・ その他（　　　　　）
介護度： 要支援 1・2　要介護 1・2・3・4・5・非該当
障害等の認定： 1種1級
日常生活自立度： 　自立　J1　J2　A1　A2　B1　B2　C1　C2
認知症高齢者の自立度： 自立　Ⅰ　Ⅱa　Ⅱb　Ⅲa　Ⅲb　Ⅳ　M

> 球麻痺とは，延髄から出ている脳神経の障害による運動麻痺をいう。主な症状は，構音障害と嚥下障害である。

主たる傷病名
筋萎縮性側索硬化症

傷病の経過と現在の病状・治療状況
A氏は，3年前に右下肢の上がりにくさを感じ整形外科を受診した。その後，大学病院の神経内科を紹介され精密検査の結果，筋萎縮性側索硬化症（Amyotrophic Lateral Sclerosis：ALS）の診断を受けた。原因不明の難病であること，将来は自分で体を動かしたり自発呼吸ができなくなる可能性が高いことなどについて主治医よりインフォームドコンセントを受けた。ALSの治療薬として認可されているエダラボン点滴静注製剤の治療を受けたが，徐々に上肢・下肢の運動障害が進行し，翌年の3月には歩行困難となり排泄に介助が必要になったため，大学卒業後から勤務した会社（会社員：営業）を退職した。半年後，球麻痺症状が現れ構音障害と嚥下障害を伴うようになった。飲水時や食事摂取時にむせこむことが増え，誤嚥性肺炎のリスクが増強したため，12月に胃ろうを造設し経管栄養を導入した。その後，呼吸機能の低下がみられ息苦しさを自覚したことから，夜間のみ非侵襲的人工呼吸器（Non-invasive Positive Pressure Ventilation：NPPV）を装着した。
　今後の治療・療養についてA氏と家族，医療従事者で話し合いを重ね，A氏と家族の希望があり，半年前に侵襲的人工呼吸器（Tracheostomy Positive Pressure Ventilation：TPPV）を装着した。5か月前に自宅に退院し，訪問看護の他，訪問診療，訪問リハビリテーション，訪問介護，訪問入浴介護，重度訪問介護を利用しながら在宅療養を継続している。

サービスの利用状況（公的なサービス・非公的なサービスや支援など）

時間帯 ＼ 曜日	月	火	水	木	金	土	日
AM	訪問看護 90分			訪問看護 90分			
PM			訪問リハビリテーション		訪問入浴介護		
	重度訪問介護　22：00〜翌日16：00（介護ヘルパー1名）						

利用している社会資源
障害者手帳：1種1級（ALSによる肢体不自由）
介護保険：要介護5（特定疾病）
特定疾患受給者証：筋萎縮性側索硬化症（ALS）
【介護保険】
居宅介護支援事業所　担当ケアマネジャー
訪問入浴介護：訪問入浴介護事業所　1回/週（金）
【医療保険】
医療機関・主治医：大学病院・担当医師
訪問看護ステーション　担当看護師　2回/週（月・木）各90分
訪問リハビリテーション　担当理学療法士　1回/週（水）
訪問診療：訪問診療所　1回/4週
訪問歯科：訪問歯科クリニック　1回/4週
【障害者福祉サービス】
重度訪問介護：重度訪問介護事業所　22：00〜翌日16：00までの18時間/日（認定時間558時間）
【福祉用具貸与（日常生活福祉用具を含む）】：自動体位変換用ベッドとエアマット，リクライニング車いす，移動用リフト，吸引器，経皮的動脈血酸素飽和度測定装置（SPO₂），意思伝達装置などを利用
インフォーマルサービス
NPO法人コミュニケーション機器操作支援（必要時）
所属グループ：ALS患者会

家族構成〈キーパーソン：妻B氏〉

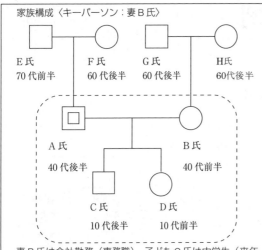

E氏
70代前半

F氏
60代後半

G氏
60代後半

H氏
60代後半

A氏
40代後半

B氏
40代前半

C氏
10代後半

D氏
10代前半

妻B氏は会社勤務（事務職），子どもC氏は中学生（来年高校受験），D氏は小学生
父母は遠方に在住（県外），義父母は車で60分の距離に住まいがある。

その他
身長：168 cm，体重62 kg
最新の血液データ：
WBC 5200/μL，RBC 350万/μL，Hb 12.5 g/dL，Ht 33.2%，PLT 24.8万/μL，TP 6.2g/dL，ALB 3.4 g/dL
訪問看護指示書：全身状態観察，人工呼吸器の管理，吸引，胃ろうの管理，リハビリテーション，排便管理，保清
人工呼吸器の設定と管理：トリロジー200plus，
VCV（ボリュームコントロール），呼吸20回/分，1回換気量400 mL
呼吸回路チューブとエアフィルターは温水に中性洗剤を希釈し洗浄後に乾燥（汚染時または2週に1度）＊エアフィルターは6か月に1度，新品と交換
コミュニケーション：口文字，意思伝達装置，まばたき，眼球など
症状：便秘

口文字（音読文字盤）：まばたきや口唇の動きなど伝えやすい合図を読み取る方法で，介助者は50音を読みあげ，対象者の合図をもとに内容を確認していく。
意思伝達装置：視線など身体の一部分の動きを感知して，画面上に意思を表示できるコミュニケーション支援機器。

事例の詳細情報

1 現在の治療状況

病　　　名	筋萎縮性側索硬化症（以下，ALS）
通　　　院	大学病院神経内科　1回/3か月（レスパイト入院時に診察）
服　　　薬	就寝前（緩下剤：ラキソベロン15滴）
運 動 療 法	ベッド上でROM（関節可動域）を理学療法士と看護師が訪問時に実施（月・水・木/週），マッサージを介護ヘルパーや家族が実施（1回/日）
退院時の主治医の説明	侵襲的人工呼吸器（以下，人工呼吸器）の使用によって呼吸状態は安定しています。人工呼吸器の設定はこのままで経過をみていきましょう。前回のレスパイト入院時よりも痰の量が多いので，熱や痰の性状の観察は継続していただいて，気になる場合は連絡をください。

2 既往歴と現在の症状

既　　　往	なし
振　　　戦	なし
歩　　　行	できない
姿　　　勢	自力で保持できない，ベッドギャッジアップとリクライニング車いす使用で30〜45度の姿勢保持は可能
動　　　作	右手指と右足趾の一部が動く
表　　　情	笑顔をつくれる（まばたきと口唇の動きあり）
言　　　語	できない
自律神経症状	なし
認 知 症 状	なし

3 日常生活状況及び介護状況

食　　　事	ベッドギャッジアップにて摂取，全介助。胃ろう（チューブ型バルンタイプ20 Fr）を使用し，半固形化栄養剤1回300 kcal＋水300 mLを1日3回（朝・昼・夕），就寝前に内服薬と一緒に水100 mLを注入している。朝と昼は介護ヘルパーが，夕と就寝前は妻が実施している。 時折，家族が摂取している食事を味見したいと希望することがあり，その際はミキサーにかけ経口摂取している。妻だけではなく，子どもが食事介助をすることもある。
排　　　泄	ベッド上排泄，全介助。紙オムツを使用しているが，尿意はあり，尿器使用で7〜8回/日。排便は訪問看護の際にGE 120 mL使用し，2回/週程度の排泄がある。連日16：00〜22：00までは介護ヘルパーが不在のため，尿意を訴えた場合は妻が介助している。
清　　　潔	全介助。毎週金曜日に訪問入浴介護を利用，入浴日以外は毎日清拭している。清拭は訪問看護師（月・木）と介護ヘルパー（火・水・土・日）で分担し実施している。
移　　　動	1日1回リクライニング車いすに乗車している，全介助。ベッド上の体位変換は自力で動かせる右手指を使ってリモコン操作（自動体位変換用ベッド）可能であるが，体

	位の微調整は介助が必要である。
更衣	全介助。普段は薄手の上下スウェット着用，外出時には好きな洋服を選び着替えをしている。
過ごし方	起床は 6：00，就寝は 23：00 頃であるが，昼夜を通して 2 時間ごとに体位変換と喀痰吸引を施行しているため，夜間の中途覚醒はある。 1 日 1 回の車いす乗車時は窓から外の景色を眺めることが多い。天気の良い日は介護ヘルパーに付き添ってもらい，家の周囲を短時間で散歩している。 ベッド上では，TV や音楽鑑賞の他に，ALS 患者会の人たちと mail のやり取りをして過ごしており，月 1 回開催される患者会の交流を楽しみにしている。また，月 1 回妻と一緒に野球観戦に出かけており，自ら進んでチケットや移動車の手配をしている。
コミュニケーション	口文字と意思伝達装置を使用している。口文字の主な介助者は妻と介護ヘルパーであるが，子どもたちも練習をしている。聴力は問題なし。

4 介護者（妻）の状況

　平日は 6：00 に起床し，調理や掃除等の家事をしてから子どもを見送り，その後 9：00 ～ 15：00 まで近隣の会社で一般事務職（主に書類整理）の仕事をしている。仕事終了後は，スーパーに寄り買い物を済ませ，帰宅してからは子どもとの時間を持ち，平行して家事と A 氏の介護を行っている。22：00 からは，入浴など自身の時間を過ごし，24：00 には就寝している。休日は，遅い時間に起床することが多い。既往歴なし。夫（A 氏）については，「できるだけ家で過ごして欲しい」と思っている。

5 夫婦の関係

　これまで治療や生活についての考え方で衝突したことはあったが，都度話し合いを経て解決してきた。時折妻は，自由な時間が少ないことにイライラすることはあるが，感情をためこまず A 氏に伝えている。
　A 氏の言動：「なぜ自分が難病中の難病と言われる ALS になってしまったのか…，何も悪いことをしていないのにと思うことがある」「正直，家族に迷惑をかけて申し訳ないと思うこともあるけれど，子どもに自分の生き方を見て欲しいと思っている」
　妻の言動：「仕事に介護に家事・子育てと毎日が大変ではあるけれど，家族で大事な時間を過ごすことができていると思う」「家族みんなで楽しい時間を過ごしたいと思っている」
　訪問看護師との会話の際，A 氏は妻について，「ALS の告知時期から人工呼吸器の決断に至るまで，精神的に辛く耐えられないと思うことが幾度もあったが，その度に妻が一緒に泣いてくれ，時には叱咤激励をしてくれた」「今生きているのは妻の支えのおかげだと思っている，妻にはもっと自由な時間をあげたい」と語ったことがあった。

6 家庭内の役割

　A 氏：家庭内の決定事項や子どもの進路相談
　妻：家事，子育て，仕事，介護など
　子ども：学業，父親の介護の一部（食事介助，喀痰吸引など）
　A 氏の両親：遠方（県外）在住のため，オンライン通話や SNS を利用して様子をみてくれる
　妻の両親：車で 60 分の距離に住まいがあり，月に 1 度の来訪，その際に子どもの世話をしてくれる

7 社会資源活用状況

医療機関：大学病院

レスパイト入院，呼吸管理（人工呼吸器設定の微調整），血液検査，胃ろうカテーテル交換（1回/6か月）など

訪問看護：訪問看護ステーション

バイタルサイン測定，全身状態観察，排便管理（GE 120 mL施行），保清（気管切開，胃ろう周囲含む）など

訪問診療：訪問診療所　1回/4週

全身状態観察，内服調整，気管カニューレ交換など

訪問歯科：訪問歯科クリニック

口腔内の検診と清潔保持（齲歯予防，舌苔の除去）

その他

医療機器業者：人工呼吸器の担当者

8 経済状況

主な収入は，障害厚生年金：月20万円程度と妻の収入（12万円/月）

9 病気に対する理解

ALS特有の症状やこれから出現しやすい症状については理解している。気管切開と人工呼吸器使用に係るリスクについても説明を受け，感染管理をしていく必要があることも理解できている。ALSの進行に伴いTLSの状態（意識はあっても瞼や口唇など全ての筋肉が動かなくなる）に陥る可能性があることも知っており恐怖心を抱いている。

10 住環境

持ち家，7階建てマンションの5階部分，4LDK。和室にベッド設置し生活している。隣の部屋は妻の寝室。

地域の状況：X市在住。最寄りの駅まで徒歩7分程度。近隣には大型スーパーや小中学校がある。大学病院までは車で10分，野球観戦場所までは車で20分。

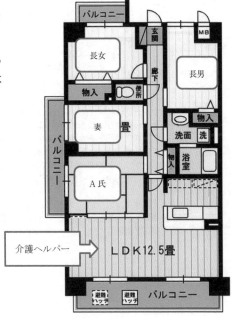

訪問看護利用者を対象とした必須アセスメントシート

<u>　　　　　　A　　　　様</u>

住所　　　○○○　　　　　　　電話番号，緊急連絡先　　△△△ - △△△△

領　域	視　　点		情　　報	
Ⅰ 基本情報	・どこに，誰と，どんな住宅に住み，どんな仕事をしているのか等を全体的に把握する。 ・在宅で療養生活を送る上で，住居や周囲の地域環境，医療やサービスにかかる費用，経済状況などを把握し，負担はないか判断する。	家族構成	①本人と家族員の年齢，性別，続柄，学校，職業，健康状態，同居・別居 同居家族 B氏（妻　40代前半　事務職） C氏（長男　10代後半　中学生） D氏（長女　10代前半　小学生） 別居家族 E氏（実父）70代前半，無職 F氏（実母）60代後半　専業主婦，県外に居住 G氏（義父）60代後半　退職後，夜勤のアルバイト H氏（義母）60代後半，専業主婦，車で60分，月に1度様子を見に来る。 【訪問看護記録】 情報源を記載しましょう。	
		経済	②健康保険 介護保険（特定疾病・要介護5） 医療保険（指定難病） 身体障害1種1級	
			③経済状況 主な収入は，障害厚生年金　月20万程度と妻の収入（12万/月） 【訪問看護記録】	
		住環境	④住居形態 7階建てマンションの5階部分，4LDKに居住。持ち家。 【訪問看護記録】	
			⑤間取り，床の状態 リビングの隣りの和室にベッドを設置，家族の顔が見渡せる。 ベッドの周囲にTVとPCを設置。	
		地域環境	⑥道路，交通機関 最寄りの駅まで徒歩7分程度，近隣には大型スーパーや小中学校がある。 大学病院までは車で10分，野球観戦場所までは車で20分。	
			⑦自然環境 マンションの隣に散歩道が整備された公園がある。	
Ⅱ 療養者の健康状態	・現在，どのような症状が出現しているのか，どのような治療が必要なのかを把握する。 ・その症状によって日常生活のなかで影響を及ぼしている部分はどの部分なのかを把握する。 ・医療状況，生物身体面の機能だけではなく，精神面の機能も含めて，全体の健康状態を把握する。 ・本人の疾患，治療状況，症状，日常生活行動と各項目を把握するとともに，包括して全身状態を把握する。	医療状況	⑧既往歴　なし	
			⑨現病歴　ALS 内服薬 ・ラキソベロン　15滴（就寝前） 【訪問看護指示書】	

（記録様式Ⅱ）

【アセスメント】

健康が生活にどのように影響するのかを
踏まえながら，考えてみましょう。

療養者および家族の強み，今後確認が必
要な内容について明記しましょう。

記入者：　　　　　　　　日付：　　年　　月　　日

アセスメント内容	アセスメント結果
・妻のB氏は夫のA氏が発症してから，夫の介護を続けている。胃ろうや人工呼吸器といった医療機器や意思伝達装置の操作にも慣れ，夫の自宅療養を支えるキーパーソンである。 ・C氏は，高校受験を控えておりA氏を頼り進路相談をしている。口文字によるコミュニケーション，吸引，食事介助などを行うことができ，A氏，B氏にとって頼れる存在である。 ・D氏は，学校から帰ってくるとベッドサイドで宿題をするなど，A氏のそばで過ごす時間が長い。口文字を覚えたてであり，A氏との会話を楽しんでいる。 ・E氏，F氏は，A氏を心配しているものの遠方に居住しているため，時々，オンライン通話やSNSを利用して，様子を見聞きしているが，介護役割を担うことは難しい状況である。 ・G氏，H氏は，月に1度様子を見にくる程度であり，定期的な介護参加は難しいが，B氏が辛い時は親身になって話を聞き，いつでもサポートしてくれるため，B氏の心の支えとなっている。緊急時は，C氏，D氏の面倒をみる役割を担い助けてくれる。 ・ALSは介護保険法の特定疾病に該当することから第2号被保険者のA氏は介護保険の適用となっているため，介護保険サービスの利用が可能である。 ・ALSは指定難病に該当しており，医療費は難病法による医療費助成の対象となるため，医療費助成を受けることができている。 ・A氏は身体障害1種1級の認定を受けており，障害年金を受給している。 利用可能な制度は利用できており，介護および医療費の助成を受けることができている。また，持ち家があり，B氏も仕事をしていることから当面の経済的心配は不要だが，子どもの大学進学や療養が長期に及ぶことで，経済的負担の増加の可能性がある。	・B氏は，医療機器や意思伝達装置等の管理に慣れておりA氏の自宅療養は安定している。主介護者である妻への負担はあるが，長男もケアに参加することができており強みとなっている。 ・A氏は，ALS発症後も父親役割を果たすことができている。 ・長女は人工呼吸器装着後も父親とのコミュニケーションを楽しみにしており親子関係が良好である。 ・遠方に住む実父母もSNSを利用して日常的にコミュニケーションをとることができている。 ・妻の実父母は，B氏の心の支えとなり，緊急時は子どもの世話をしてくれるなど心強い味方である。 ・今後，子どもの進学等で経済的負担が増加する可能性もあるため，将来への不安については，随時情報収集していくことが必要である。
・自室のベッドからリビングが見渡せることから，療養環境としては良好である。また，1日1回は離床しリクライニング車いすに移乗しており，気分転換ができている。 ・B氏の寝室は隣室にあることから，夜間の介護ヘルパーにまかせ，熟眠できる環境が整っている。	・A氏と家族が共に時間を過ごせる療養環境が整っていることは強みである。 ・B氏は夜間熟眠できる環境が整っており，介護負担軽減につながっている。
・スーパーや小中学校も近く，生活しやすいとともに，趣味である野球観戦も車で20分と比較的近い。また，大学病院まで車で10分であり，レスパイト入院のみならず急変時や災害時に対応できる環境が整っている。 ・近隣に公園があり，天気の良い日は，リクライニング車いすに乗車し散歩等の環境が整っている。	・家族が暮らしやすい環境やA氏が楽しみとしている散歩や野球観戦も近場でできる環境が整っており強みである。
・ALSの進行を遅らせる薬は服用していない。大腸などを刺激することで排便を促す水薬を胃ろうより服用し排便コントロールをしている。	・現病歴以外に既往歴がないことは強みである。

領　域	視　点	情　報
Ⅱ 療養者の健康状態		⑩主治医，治療方針 人工呼吸器（トリロジー 200 plus）装着中。胃ろう　チューブ型バルンタイプ 20 Fr 【訪問看護指示書】 治療方針：人工呼吸器装着中にて，呼吸器合併症に留意しましょう。レスパイト入院を定期的に利用しながら在宅療養を継続しましょう。 【大学病院：看護サマリー】
		⑪受療状況 医療機関：大学病院 訪問診療：訪問診療所 1 回/4 週 訪問看護：2 回/週（月・木）90 分 訪問リハビリテーション 1 回/週（水）60 分 訪問歯科：訪問歯科クリニック 1 回/4 週 【訪問看護記録，介護サービス計画書】
		⑫バイタルサインズ 血圧 90 〜 100/50 〜 60 mmHg 前後，脈拍 72 回/分，体温 36.6℃。 血液データ RBC 350 万/μL，Hb 12.5 g/dL，Ht 33.2%，WBC 5200/μL 【訪問看護記録，血液検査データ】 呼吸管理 気管切開下人工呼吸器（トリロジー 200 plus）24 時間装着，呼吸 20 回/分　1 回換気量 400 mL 【訪問看護指示書】 呼吸器の回路の交換は，2 週に 1 回看護師が行っている。喀痰の吸引は B 氏，看護師，介護ヘルパーが行っている。 【訪問看護記録】
	生物身体機能	⑬身長，体重とその変動 身長 168 cm，体重 62 kg 【大学病院：看護サマリー】
		⑭栄養状態 胃ろうから摂取，全介助。チューブ型バルンタイプ 20 Fr を使用し，半固形化栄養剤 1 回 300 kcal ＋水 300 mL を 1 日 3 回（朝・昼・夕），就寝前に内服薬と一緒に水 100 mL を注入している。朝と昼は介護ヘルパーが，夕と就寝前は妻が実施している。 時折，家族が摂取している食事を味見したいと希望することがあり，その際はミキサーにかけ経口摂取している。妻だけではなく，子どもが摂取の介助をすることもある。 【訪問看護記録】
		⑮アレルギー　なし 【訪問看護記録】
		⑯歯・口腔内 齲歯なし 介護ヘルパーが朝・夕に口腔ケアを実施している。 人工呼吸器装着中のため，訪問歯科（1 回/4 週）を利用し，口腔内の観察，ケアを継続している。 【訪問看護記録】
		⑰排泄 ベッド上排泄，全介助。紙オムツを使用しているが，尿意はあり，尿器または尿取りパッド使用で 7 〜 8 回/日。排便は訪問看護の際に GE 120 mL 使用し，2 回/週程度の排泄がある。連日 16：00 〜 22：00 までは介護ヘルパーが不在のため，尿意の訴えがあった場合は妻が介助している。 【訪問看護記録】

介護福祉士及び一定の研修を受けた介護職員等は，一定の条件の下にたんの吸引等の行為を実施することが可能となった。
介護職員等によるたんの吸引等の実施のための制度について（社会福祉士及び介護福祉士法）
https://www.mhlw.go.jp/content/000464962.pdf

必要エネルギー量についての明確なエビデンスはない。病期により必要な栄養が異なるため，定期的な栄養評価を行いながら，経腸栄養剤の選択と調整をする。
https://neurology-jp.org/guidelinem/pdf/als2013_06.pdf

アセスメント内容	アセスメント結果
・人工呼吸器の使用によって呼吸状態は安定しているが痰の量が増加しているため，経過観察中である。痰量の増加は肺炎等の呼吸器合併症につながるばかりではなく吸引回数の増加等，介護負担の増加にもつながり在宅療養継続への影響もあることから注意が必要である。	・筋萎縮性側索硬化症診療ガイドラインに則った適切な医療が提供されている。

「筋萎縮性側索硬化症（ALS）診療ガイドライン 2023」南江堂（監修 日本神経学会）
疫学，病因・病態，診断，検査，患者・介護者対応，薬物治療，対症療法，嚥下・栄養，呼吸管理，リハビリテーション医療，コミュニケーション，療養生活支援などの指針が示されている。

アセスメント内容	アセスメント結果
・訪問診療，訪問看護，訪問リハビリテーション，訪問歯科の医療的ケアを受けることができている。レスパイトや緊急入院が必要な場合は，大学病院と連携ができており支援体制が整っている。各専門職が身体状況の変化や精神面の変化を情報共有することで，異常の早期発見に努めることが必要である。	・多職種連携ができており支援体制が整備されているのが強みである。
・バイタルサインズは安定している。 血液データから貧血や感染兆候はない。現在胃ろうから栄養管理が行われており，現状では大きな栄養状態の低下は考えにくい。しかし，つねに呼吸器感染のリスクは抱えており，全身状態の観察は重要である。血圧値が低く，リハビリ等で頭部を拳上する際には起立性低血圧の徴候に注意する必要がある。 ・呼吸筋麻痺による呼吸機能喪失のため，気管切開下陽圧人工呼吸管理を行っている。気管切開をしていることから呼吸器感染のリスクが常に高い状態にある。	
・A 氏の BMI は 21.9 である。	
・球麻痺による嚥下障害が進行し，現在は胃ろうより栄養と水分の管理を行っている。半固形化栄養剤による摂取量は 1 日あたり 900 kcal，栄養素はバランスよく配合されている。副作用として下痢や腹部膨満感等があり，継続的な観察が必要である。水分は 1 日あたり 1200 mL 摂取，成人の必要水分量を満たしている。時々，家族と味見程度に経口摂取することがあり，「口から食べる」という根源的なニーズが十分ではないが満たされている。今後，球麻痺の進行により経口摂取が難しくなる可能性があるため，嚥下状態を確認し誤嚥に注意することが必要である。	・胃ろう造設し必要な栄養，水分摂取，内服薬を確実に服用することができているのは強みである。また，好きな食べ物を少量ではあるが味わう楽しみが継続できていることは強みである。
・ALS は自律神経は障害されないため，排尿障害は生じないことから尿意に合わせて尿器または尿取りパッドに排尿できている。排便は左記の方法で確立されており，看護師の訪問に合わせて排便ケアを行っている。ALS は体動の減少や腹圧をかけにくいなど便秘になりやすく注意が必要である。訪問看護時に排便状況の観察と排便ケアを実施することで，家族の介護負担の軽減にもつながっている。	

領　域	視　　点	情　報
Ⅱ 療養者の健康状態	生物身体機能	⑱皮膚・清潔 全介助。毎週金曜日に訪問入浴を利用，入浴日以外は毎日清拭している。清拭は訪問看護師（月・木）と介護ヘルパー（火・水・土・日）で分担し実施している。 【訪問看護記録，介護サービス計画書】
		⑲疼痛　なし
		⑳麻痺，拘縮，バランス 四肢麻痺があり，右手指と右足趾の一部が動く。 毎日，関節の他動運動を行っており拘縮はない。 【訪問看護記録】
		㉑意識レベル　正常
		㉒感覚機能　問題なし
		㉓ ADL/IADL 1日1回，リクライニング車いすに乗車している，全介助。ベッド上の体位変換は自力で動かせる右手指を使ってリモコン操作（自動体位変換用ベッド）可能であるが，体位の微調整は介助が必要である。 更衣は全介助。普段は薄手の上下スウェット着用，外出時には好きな洋服を選び着替えをしている。 右手指と右足趾の一部が動く。 【訪問看護記録】
	精神機能	㉔精神状態，意識，知能 毎日，カレンダーの日付を確認する。 訪問看護，訪問診療，訪問リハビリ，訪問入浴等のスケジュールを毎朝確認する。 【訪問看護記録】 mailで患者仲間とやりとりしている。 A氏は，ALSの告知時期から人工呼吸器の決断に至るまで，精神的に辛く耐えられないと思うことが幾度もあったが，乗り越えてきた。 今動いている手足，唇，瞼もいずれは動くなくなるかもしれないと思うと怖くてたまらない。 【訪問看護記録】
		㉕認知　認知機能低下なし
		㉖記憶・記銘　記憶・記銘障害なし
		㉗見当識　見当識障害なし
		㉘知覚，思考，感情，気分，意欲，行動 月1回開催される患者会の交流を楽しみにしている。 月1回妻と一緒に野球観戦に出かけており，自ら進んでチケットや移動車の手配をしている。 【訪問看護記録】

アセスメント内容	アセスメント結果
・入浴はA氏の楽しみ，リラクゼーションであると同時に全身状態の観察の機会となっている。適宜全身清拭や部分保清を行い，清潔の維持に努める必要がある。	
・ALSによる全身の筋萎縮により自力での起き上がりや寝返りはできないが，体位変換は，自動体位変換用ベッドのリモコンを操作し，自力で行うことができている。しかし，体位の微調整は，介助が必要であり，必要時はブザー（ナースコール）を押して介助を依頼できている。痛み，痒み，痺れといった症状・感覚が生じた時は毎回介護者を呼んで対処してもらわなければならず，A氏にとっても苦痛の一つとなっていることが考えられる。関節の他動運動を継続し拘縮予防に努めることが必要である。	・右手指と右足趾の一部が動くことで，リモコンやブザー等の機器の操作を自力で行うことができているのは強みである。
・保清により皮膚の清潔を保つとともに，シーツや衣類のしわに注意し，発赤の有無等皮膚の状態を観察して，褥瘡が発生しないようにする必要がある。	
・日付の確認，スケジュール確認，mail等で，生活に対する意識づけを図っているように思われる。 ・A氏は，今後もALSが進行し，コミュニケーションがとれなくなる恐怖を抱いている。しかし，診断からこれまで辛いことも多くあったが，その都度，乗り越えてきた経験を重ねている。そのため，今後もA氏の持てる力を信じ，思いを尊重しながらA氏らしい毎日を送ることができるよう支援を継続していくことが必要である。 ・ALSは一般に認知機能の低下はないといわれているが，療養が長期間に及ぶと前頭側頭型認知症を発症する可能性があることから，易怒的になる等の徴候が見受けられた際は，支援している専門職や家族と情報共有することが必要である。	・意識は清明で知的機能も保たれてることから自身の病気についてよく理解することができている。

> 前頭側頭葉の脳血流低下や病理変化により，異常行動，性格変化や意欲の低下，言語機能の低下などが現れる。臨床的に明らかな認知症がみられる症例は2割程度である。
> https://neurology-jp.org/guidelinem/pdf/als2013_01.pdf

アセスメント内容	アセスメント結果
・病状の進行，予後については主治医からインフォームドコンセントを受けており，今後どのような状況になるか認識をされている。病状の進行に伴うA氏，B氏の動揺，悲嘆を支え続ける支援が必要である。	
・同病者との交流や趣味である野球観戦に出かけるなど，人工呼吸器装着後も社会とのつながりを持ち，楽しみを継続することができている。チケットや車の手配を自身で行うなど，自分ができることは自分でするという強い気持ちがあるため，A氏の意思を尊重した支援が必要である。	・ALS発症後も野球観戦等の趣味を継続する等，社会との交流を持ち続けていることは強みである。

領 域	視　点	情　報	
Ⅲ　療養者の心理社会機能	・本人の日常生活を全体的に把握する ・生活時間，生活習慣など，どんな生活をしているのか，どんなふうに療養生活を送り，どんな思いで暮らしているのか，本人の生活，人生等を把握する ・本人の家族に対する思い，周りの人々との交流や社会とのつながり，本人の大切にしていること等，その人の価値観，QOL を考える	暮らし方	㉙活動範囲 ・ベッド上では，TV や音楽鑑賞をして過ごしている。 ・1 日 1 回の車いす乗車時は窓から外の景色を眺めることが多い。 ・天気の良い日は，介護ヘルパーとともに家の周囲を散歩している。 ・月 1 回開催される患者会での交流会を楽しみに参加しており，「少しでも患者会の役に立てることがあれば，頑張りたい」と思っている。 ・月 1 回は，妻と一緒に野球観戦に出かけている。 【訪問看護記録】
			㉚生活習慣，生活リズム 起床は 6：00，就寝は 23：00 頃であるが，昼夜を通して 2 時間ごとに体位変換と喀痰吸引を施行しているため，夜間の中途覚醒はある。 【訪問看護記録】
			㉛生活意欲 毎日，家族と一緒に過ごす時間が楽しい。少しでも患者会の役に立てることがあれば，頑張りたい。 【訪問看護記録】
		社会交流	㉜外出の機会，頻度 天気の良い日は介護ヘルパーに付き添ってもらい，家の周囲を短時間で散歩している。 外出時は好きな洋服を着て出かけるのを楽しみにしている。
			㉝コミュニケーション能力 口文字と意思伝達装置を使用している。口文字の主な介助者は介護ヘルパーと妻であるが，子どもたちも練習をしている。聴力は問題なし。 表情筋は障害されておらず笑顔を作ることができる。
			㉞友人・知人との交流 ALS 患者会の人たちと mail のやり取りをしている。 【訪問看護記録】
		選択の意思	㉟療養生活への意思，意欲，希望，不安 できるだけ自宅で過ごしたい。 病気が進行してコミュニケーションが取れなくなるのは心配。 【訪問看護記録】
			㊱自己の疾患，障がいに対する認識 ALS 特有の症状やこれから出現しやすい症状については理解している。気管切開と人工呼吸器使用に係るリスクについても説明を受け，感染管理をしていく必要があることも理解できている。ALS の進行に伴い TLS の状態（意識はあっても瞼や口唇など全ての筋肉が動かなくなる）に陥る可能性があることも知っており恐怖心を抱いている。 進行を止める薬はないが，日々，前向きに過ごすことが進行を遅らせると信じている。 【大学病院：看護サマリー，訪問看護記録】
			㊲生活の楽しみ，はり 家族と一緒に過ごす時間，患者会の人たちとの交流，患者会で役割を担うことに張り合いを持っている。 【訪問看護記録】

アセスメント内容	アセスメント結果
A氏は，人工呼吸器装着後も音楽鑑賞や散歩など日常の中に楽しみを見出し生活することができている。また，月1回は妻とともに野球観戦に出かけ夫婦で共通の趣味を継続することができており，日々を大切に過ごすという姿勢が伺える。さらに，自身もALS発症からこれまで幾度となく苦難を経験していることから，患者会で同病者とつながり，少しでも患者会の役に立ちたいという思いを持っており，自身のことだけではなく社会貢献の視点を持っている方であると推測される。そのため，A氏の思いを尊重し日々の丁寧な暮らしや社会的役割の遂行が継続できるよう支援していくことが重要である。	
・発声・発語のできないA氏にとって，自分の意思や希望を伝える手段の確保は極めて重要である。また，笑顔を作ることができることは，相手と良好な関係性を築きやすく強みとなっていると推測される。日常的なコミュニケーションは口文字と意思伝達装置を使用しており，現在は，手指の動き，まばたきや眼球運動が障害されておらず，これらを使った意思伝達装置の操作が可能であることは強みである。しかし，将来的にはこれらの部位の随意運動も障害を受ける可能性があるため，進行状況を注意深く見ていく必要がある。	
・ALSは有効な治療がないことから，リハビリを中心としたADLや生活機能の維持が中心となる。A氏のQOLにとって，自宅で，妻や子どもと共に療養を続けられることは重要な意味を持つと考えられる。今後も在宅生活を継続できるように，専門職や周囲の支援体制を構築していくことが重要である。	

領　域	視　　点		情　　報
Ⅲ 療養者の心理社会機能		家族への想い	㊳家族員，家族全体への思い これまで治療や生活についての考え方で衝突したことはあったが，その都度，妻と話し合いを経て解決してきた。 「今生きているのは妻の支えのおかげ」と思っている。 【訪問看護記録】
			㊴家族内の自己の存在に対する認識 家庭内の決定事項や子どもの進路相談
			㊵介護を受けていることへの思い 妻には負担をかけて申し訳ない気持ちでいる。妻には自由な時間をもっとあげたいと思っている。
Ⅳ 家族と介護の状況	・家族全体の健康状況，家族のもつ力を把握する ・家族成員それぞれの健康と生活を考える ・介護者がいる場合，その内容について把握する	家族の状況	㊶家族同士のコミュニケーション 妻，子どもが口文字をマスターしているため，人工呼吸器を装着していてもコミュニケーションはスムーズにとれる。 家族関係も良好であるため，コミュニケーションは良好。 【訪問看護記録】
			㊷決定権をもつ人 Ａ氏本人とＢ氏（妻）
			㊸ストレスと問題対処，適応の状況 ・Ｂ氏は，責任感が強く，一人で抱え込みやすい性格である。 ・自身のことより，Ａ氏の介護や子育てを優先し，困りごとを専門職種に相談せず，自身で解決しようと無理をしてしまう傾向にある。
		家族の介護力	㊹主介護者，キーパーソン 妻
			㊺介護者の健康 良好
		家族の介護力	㊻介護者の１日の生活リズム 平日は６：00に起床し，調理や掃除等の家事をしてから子どもを見送り，その後９：00～15：00まで近隣の会社で一般事務職（主に書類整理）の仕事をしている。仕事終了後は，スーパーに寄り買い物を済ませ，帰宅してからは子どもとの時間をもち，平行して家事とＡ氏の介護を行っている。22：00からは，入浴など自身の時間を過ごし，24:00には就寝している。休日は，遅い時間に起床することが多い。既往歴なし。
			㊼介護知識と技術

アセスメント内容	アセスメント結果
・患者仲間とmailのやり取りをすることは，同じ病いを持つ患者同士の苦悩や葛藤を共有する大事な場となっている。患者会では役割を担っており，生活の張り合いにつながっている。	
・B氏は，夫の介護を献身的に継続している。また，A氏とB氏はお互いの思いを隠さずに話し合い，相談してきたことから，発病以降も夫婦の関係性は良好であると推察される。A氏は妻に対し感謝の気持ちを持っており，妻のおかげで今，生きていると実感しているからこそ，日々を丁寧に暮らし，自身が生きる意味を見出していると推察される。今後，ALSの進行によりコミュニケーションがとりにくくなると，話し合いが円滑にいかず，関係性に変化が生じる可能性がある。注意して観察するとともに，必要時は個々に話を聞く機会を設ける必要がある。	
・A氏は，夫，父親として家庭内の決定事項や子どもの進路相談など家庭内役割を遂行することができている。家族もA氏を頼りにしていることが推察され，家族関係は良好である。	・B氏は，自身の自由な時間について，どのようにしたいと考えているのかを確認する。
・A氏は妻に負担をかけていることを申し訳なく思っており，妻にも自由な時間を持ってもらいたいと思っている。B氏は，献身的に介護しているが，仕事が休みの日は，休息をとるとともにB氏自身の趣味の時間等，息抜きできる機会を作ることが必要である。	
・家族間のコミュニケーションは良好に保たれており，家族全員が口文字をマスターしているため，人工呼吸器装着中ではあるが，比較的コミュニケーションはスムーズにとることができている。	・家族間の関係性がよく，コミュニケーションツールも獲得していることは，強みである。
・B氏は，自身のことより介護者役割や母親役割を優先し，一人で頑張りすぎるためストレスを抱えやすい傾向がある。在宅での生活を希望しているA氏のためにも，B氏が心身ともに健康であることが重要であるため，B氏が相談しやすい関係づくりが必要である。	・B氏が専門職に相談しにくい原因は何か，情報収集する必要がある。
・B氏は人工呼吸器の日常的な管理や，吸引，胃ろうの管理，介護技術を修得する等，介護力が高い。しかし，仕事と介護を両立していたり，子どもも中学生，小学生と小さいことから母親役割も担っている。C氏は，介護を手伝ってくれるが，中学生であり学業が優先であるため，十分にB氏を支える役割を果たしているとは言えず，B氏の介護負担が大きい状況である。介護ヘルパーの利用やレスパイト入院により休息をとることはできているが，現在40代前半であり，今後加齢に伴い，介護と仕事，育児役割といった多重役割により体力的に難しくなった際は，長期的視点で介護体制を整えていく必要がある。	・B氏の介護力の高さは強みである。

領　域	視　　点		情　報
Ⅳ 家族と介護の状況		家族の介護力	㊽介護の動機，継続意思，介護観 夫には，子どものためにも人工呼吸器を着けて長く生きて欲しい。レスパイト入院を利用しながら，介護を継続したい。夫（A氏）には，できるだけ家で過ごして欲しいと思っている。 【訪問看護記録】
Ⅴ 社会資源の利用	・社会資源に対する利用の仕方を把握する ・現在利用のサービスに対する充足度や満足度などを把握する	利用状況	㊾介護保険のサービス 居宅介護支援，訪問入浴
			㊿介護保険外のサービス 訪問看護，訪問診療，訪問リハビリテーション，訪問歯科，医療機関，重度訪問介護
			充足度，満足度 利用しているサービスに満足している。担当者もいい人ばかりで安心している。
本人の主訴や要望			妻には負担をかけるが，サービスを利用しながら在宅療養を継続したい。
家族の主訴や要望			自宅で夫が生活を続けられるよう，サービスを利用しながら自宅で介護を継続したい。
これからの生活，ケアについての希望			現在のサービスに満足はしているが，妻が自由な時間を持てるようにしたい。 少しでも快適に過ごせるようリハビリを続けたい。 地域の人との交流の機会を増やしたい。 コミュニケーションがとれるよう機能低下しないようにしたい。 少しでも患者会の役に立てることがあれば，頑張りたい。

アセスメント内容	アセスメント結果
・B氏は，A氏に人工呼吸器を装着して子どものためにも長く生きて欲しい，できるだけ家で過ごして欲しいという明確な意思を持っており，A氏，子どもにも話をしており，同じ目標を持って在宅療養を継続することができている。この思いを持ち続けられるよう，B氏の介護による疲弊には注意しながら必要時は，レスパイト入院や重度訪問介護の時間の延長等，多職種で情報共有しながら支援方法を検討することが必要である。	・A氏，B氏が同じ目標に向かって在宅療養を継続していることは強みである。
・現在，必要なサービスは，利用できており，サービスの満足度も高い。しかし，複数のサービスや医療専門職が関わっており，サービス提供者の入れ替わりに際して，一貫したケアが継続できるように技術等を確認することが必要である。	・複数のサービスを利用しながら在宅療養を継続しているが信頼関係が構築できているのは強みである。

Ⅲ-① 統合─健康課題の検討

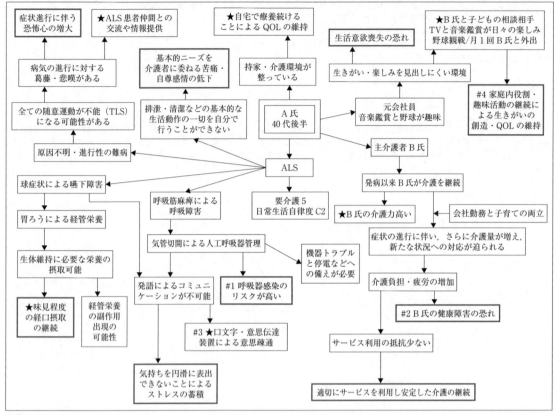

★強み

関連図の描き方のポイント

　ALS に起因する嚥下・呼吸障害をはじめとする全身的な健康課題から，人工呼吸器関連肺炎を含め，日常生活全般にわたる看護と介護の必要性，生活意欲喪失の恐れを健康課題として抽出した。
　反面，住み慣れた自宅での生活，夫や父親といった家庭内役割や趣味活動を通しての生きがい，ALS 患者仲間との交流による社会的役割の創造を強みとした。また，妻の介護力の高さや在宅サービスの選択により，安定した介護継続が可能であることを強みとして抽出した。

全体像

　ALS は運動ニューロンが選択的に障害される神経難病で，A 氏には呼吸・嚥下障害をはじめとする全身的な健康課題があり，今後症状がさらに進行する可能性がある。人工呼吸器関連肺炎の予防，栄養管理，リハビリテーションなど，日常生活全般にわたり 24 時間体制の看護と介護の必要性がある。また，ALS の症状進行のために社会活動が制限されることは，自尊感情への影響や生活意欲喪失の恐れにつながる可能性がある。
　反面，住み慣れた自宅で，夫と父親といった家庭内役割の発揮，ALS 患者仲間との交流による社会的役割の創造により，今後も QOL が維持される可能性がある。妻の介護力の高さや在宅サービスの選択により，安定した介護の継続が可能と考えられるが，今後長期に及ぶと予想される介護生活により，妻の健康状態が悪化する可能性を考慮する必要がある。

III-② 統合─健康課題の特定

A氏はALSの球麻痺症状よる運動障害，嚥下障害，構音障害，呼吸障害を呈している。全身の筋力低下に伴い，食事，排泄，清潔といった日常生活すべてに看護と介護が必要である。QOLを維持し，住み慣れた自宅での生活が継続できるよう訪問看護などの在宅サービスを利用している。A氏の現在の状況から，以下のような健康課題が考えられた。	
①A氏は人工呼吸器による呼吸管理を行っており，呼吸感染のリスクが常に高い状態にある。体位変換・排痰ケアなどを確実に行い，呼吸器合併症の発症を予防する必要がある。#1はA氏の身体状態の悪化，生命の危険性がある〈リスク型健康課題〉である。	#1　ALSの呼吸筋麻痺により，気管切開下人工呼吸器によって呼吸を管理している。呼吸器感染のリスクが常に高い状態である。〈リスク型〉
②ALSの発症から，B氏が介護の中心を担い，在宅療養を支えている。A氏の子ども達にはそれぞれ学業などの役割があり，B氏には副介護者がいない状況にある。B氏は医療機器の操作，吸引や体位変換，経管栄養などの手技を獲得するなど介護力は高いが，ALSの症状進行に伴い，さらに介護量が増えるなど，新たな状況への対応が迫られる可能性がある。また，会社勤務と子育てを両立しており，多重役割を担っていることから十分な休息をとることができず健康障害を来すことも考えられる。今後も適切にサービスを利用し安定した介護の継続を図る必要がある。#2はB氏の介護負担があり，健康を損なう恐れがある〈リスク型健康課題〉と，在宅サービスの調整により〈ウエルネス型健康課題〉になり得る混合型である。	#2　ALSの症状進行に伴うB氏の介護負担の増加と疲労蓄積により健康障害を来す可能性がある。今後も適切にサービスを利用し，安定した介護の継続を図る必要がある。〈リスク型〉〈ウェルネス型〉
③気管切開，人工呼吸器装着により，口文字や意思伝達装置がコミュニケーションの手段である。口文字は瞬きや口唇の動きで合図を送るため熟練が必要で，意思伝達装置は文字を紡ぐのに時間を要することから，思いの表出が十分にできなかったり意思伝達に齟齬が生じる可能性がある。現在は，B氏をはじめ子ども達と積極的に会話しており意思疎通は図れている。今後，ALSの進行によりコミュニケーションが取りにくくなる可能性があるため進行の経過に即したケアが必要である。#3は意思伝達の工夫によってQOL維持・向上が可能となる〈ウエルネス型健康課題〉である。	#3　気管切開，人工呼吸器装着により，発語によるコミュニケーションはできないが，口文字，意思伝達装置の使用により円滑なコミュニケーションをとることができている。〈ウェルネス型〉
④これまで会社員として社会的役割を担ってきたが，ALS発症により遂行が困難になった。夫と父親としての家庭内役割，ALS患者仲間との交流を通して社会的役割を見いだしていくことにより，仕事に代わる生活意欲の創造を図り，QOLを維持していくことが必要である。#4は役割の獲得によって発達課題達成の要素となる〈ウエルネス型健康課題〉である。	#4　ALSにより全介助が必要な状態であるが，家族内役割や患者会への参加，趣味の継続等，生活に意欲を持ちながら在宅療養を継続することができている。〈ウェルネス型〉
優先順位 #1　生命の危険性を最優先とした。ALSの症状と人工呼吸器の長期使用により，呼吸器合併症のリスクが非常に高い。現在，痰量が多く，全身状態の観察を継続するとともに，体位変換・排痰ケアを確実に行う必要がある。 #2　次に在宅サービス調整による介護負担の軽減を優先とした。主介護者であるB氏は，介護の他に，役割（会社勤務と子育て）を担っており，疲労蓄積により健康の状態を損なう可能性がある。また，B氏の健康状態の悪化は，A氏の療養生活に影響を及ぼすため，適切な在宅サービスが必要である。 #3　気持ちの表出などの意思疎通の確保を3番目とした。発語による会話ができないため，気持ちを円滑に表出できないことによるストレスが考えられた。現在は，口文字や意思伝達装置の使用によって伝えることはできているが，症状進行に伴い意思疎通方法の工夫や心情を確認する時間を設けるなどの調整が必要である。 #4　自尊感情とQOLの維持を4番目とした。役割遂行（家庭内と社会）や趣味継続によって生きがいがあることはA氏の強みである。これらを継続し，生活に張り合いが持てるように支援していく必要がある。	

Ⅳ-① 看護計画

目標（長期目標）：A 氏が病状の安定を図りながら QOL を維持して在宅療養を継続することができる。

短期目標	期待される成果	評価日 訪問時毎	
#1 気管切開下人工呼吸器装着による人工呼吸器関連肺炎や医療機器のトラブルを起こすことなく安定した体調を維持することができる	**#1** 1. 呼吸器感染症の兆候がない 2. 人工呼吸器のトラブルがない 3. B 氏が人工呼吸器の管理，吸引等の手技に不安なく行うことができる		

具体策

【OP】
1. バイタルサインズ，SPO$_2$ は正常値か。チアノーゼの有無
2. 呼吸音は正常か
3. 喀痰の量，性状，色は正常か
4. 誤嚥の有無，程度
5. 口腔内は清潔な状態か
6. 一日の吸引の回数，変化はないか
7. 吸引に使用する物品は清潔に管理されているか
8. 人工呼吸器の電源，回路，加湿加温器，アラーム等に異常はないか
9. 前回の訪問から人工呼吸器の異常，トラブルはなかったか
10. 人工呼吸器の設定は医師の指示通りの設定か
11. 人工呼吸器管理ノートに記載がされているか
12. 気管カニューレの挿入状態，カフ圧に異常はないか
13. Ａ氏の表情は穏やかか
14. 緊急時の連絡先等が見えるところに貼付しているか，変更はないか

【TP】
1. カフ圧を医師の指示通りに調節する。
2. 人工呼吸器の回路交換，ウォータートラップの貯留した水の破棄
3. 排痰ケア（スクイージング，気管内吸引，鼻腔・口腔内吸引）
4. 口腔ケア（歯磨き，口腔内清拭）
5. Ｂ氏は人工呼吸器の管理に不安がないか，在宅時または，電話連絡等に合わせて伺う
6. Ｂ氏は気管内吸引を適切な手技で行えているか，在宅時に観察する
7. Ｂ氏は蘇生バッグを適切な手技で使用できるか，在宅時に確認する
8. 連絡ノート（家族，他職種との情報共有のためのノート）への記載

【EP】
1. Ｂ氏に人工呼吸器の管理で不安な点がないか確認し管理方法をわかりやすく説明する
2. Ｂ氏の吸引の手技で不安な点がないか確認し必要に応じてわかりやすく説明する
3. Ａ氏，Ｂ氏に医療機関に連絡が必要な状態，症状，連絡先，連絡方法について説明する
4. Ａ氏，Ｂ氏に119番への連絡が必要な状態，症状について説明する
5. Ｂ氏に緊急時は，蘇生バッグを使用するため，蘇生バッグの使用方法について説明する
6. Ｂ氏に人工呼吸器の不具合が生じた際の連絡先，連絡方法について説明する
7. 今後，痰量が増えた場合は，医師と対応を相談することができることを説明する
8. 人工呼吸器の管理やＡ氏の体調等について不安なことがあれば遠慮せずに電話や連絡ノート等で伝えてくれるようＢ氏に説明する

短期目標	期待される成果	評価日
#2 B氏は，困り事を専門職に表出し適切な支援につながることで安定した療養生活を維持することができる	1. B氏の健康状態が良好に維持される 2. B氏がバーンアウトせず介護と仕事，育児の役割を担うことができる 3. B氏は，介護の困り事を専門職に相談することができる	訪問日毎
#3 A氏は，口文字や意思伝達装置等のコミュニケーションツールを活用し円滑なコミュニケーションを維持することができる	1. 人とコミュニケーションをとることができる 2. 自分の考えや思いを表出することができる 3. 人とのつながりが維持できる 4. 孤立感を抱かない	
#4 家族内役割や社会参加等，生活に張り合いを持ちながら在宅療養を継続できる	1. B氏，子どもの相談相手となっている 2. 趣味である野球観戦を継続している 3. 患者会での役割を担いmail等で連絡をとっている 4. 自身の病気体験を専門職等に語ることができる	2か月後

具体策

【OP】
1. Ｂ氏の表情・言動から疲労，ストレスが溜まっていないか
2. Ｂ氏の睡眠時間が確保できているか，熟眠できているか
3. Ｂ氏は食欲が低下していないか，体重減少はないか
4. Ｂ氏は体調不良時，家族や専門職に相談し休息することができているか
5. Ａ氏，Ｂ氏は現在のサービス担当者を信頼し，介護をまかせることができているか
6. Ａ氏，Ｂ氏は困り事を専門職に相談することができているか
7. 利用しているサービスがＢ氏の介護負担の軽減につながっているか
8. Ａ氏のALSの進行状況，進行の速さ
9. Ａ氏と家族との関係性は良好か
10. Ａ氏と家族はコミュニケーションがとれているか

【TP】
1. Ｂ氏の困り事や体調の変化等，疲労やストレスにつながる事柄についてＡ氏や子どもがいない場所で伺う時間を持つ
2. Ｂ氏の困り事や疲労，ストレスになる事柄を解決できるよう他職種と情報共有し対応を相談する

【EP】
1. Ｂ氏に困り事等があれば遠慮なく専門職に相談するよう説明する
2. 在宅療養を継続するためには，Ｂ氏の心身の健康を維持することが重要であることを説明する
3. Ｂ氏の体調不良時は，在宅サービスやレスパイト入院等，サービスを利用することが可能なことを説明する
4. 趣味の時間を持つなど気分転換の時間を確保することが大事であることを説明する

【OP】
1. 現在，動かすことができる瞼，口唇，手指，足趾の動きが低下していないか
2. 口文字，意思伝達装置操作に支障が出ていないか。負担が生じていないか
3. Ａ氏の表情や口文字，意思伝達装置で紡ぐ言葉の内容
4. Ａ氏と家族がコミュニケーションをとる時間・内容
5. 患者会の仲間との情報共有の内容

【TP】
1. 意思伝達装置のスイッチの調整，口文字によるコミュニケーション介助
2. 他のALS患者のコミュニケーションツールの情報収集およびＡ氏への情報提供
3. コミュニケーション機器操作支援業者との情報共有

【EP】
1. 家族，専門職等に口文字の方法を説明し使用できる人を増やしていくことが大事であることを説明する

【OP】
1. 訪問時のＢ氏や子どもとの会話の様子
2. 野球観戦など外出の状況
3. 患者会での役割やmail等の発信の状況

【TP】
1. Ａ氏と家族，趣味，患者会の事柄等，会話の中で少しずつ伺う
2. Ａ氏と家族内役割を担い社会とのつながり持ちながら生活できていることの大切さを共有する
3. Ａ氏の役割に変化が生じた際は，対応を一緒に考え，Ａ氏の了解を得た上で他職種と情報共有し支援の方法を検討する

【EP】
1. 家族内の役割や社会との交流を持つ中で，困り事が生じた際は，一人で抱え込まず専門職や家族に相談して欲しいこと，力になりたいと思っていることを説明する

V　実施・評価

本事例では，#1 と #2 の看護計画に基づく看護実践について記載する。

実施			評　価
（月／日）観察・情報	健康課題の判断	実施（反応を含む）	
#1　気管切開下人工呼吸器装着による人工呼吸器関連肺炎や医療機器のトラブルを起こすことなく安定した体調を維持することができる。			#1 の具体策を実施した。 A 氏の普段の体温と比較してやや高めであることと，痰量が増えていることから呼吸器感染症の兆候がある。よって期待される成果は達成されていない。バイタルサインズや SPO₂ の測定回数を増やして異常の早期発見に努める。また，現在の A 氏の体調について主治医に報告する。A 氏と B 氏には，主治医に状況を伝えるなどの対応をしていることを説明し，可能な限り安心して療養できるように関わる。
①体温 36.9℃　脈拍 58 回/分　血圧 100/56 mmHg　SPO₂ 94 %　末梢チアノーゼなし，呼吸音は清明，喀痰は白色水様，口腔内の舌苔なし A 氏「苦しくないよ」（口文字）	②普段の体温と比較してやや高めである。SPO₂ は低めで，痰量は多いため呼吸器感染の兆候に注意していく必要がある。引き続き，バイタルサイン測定，痰の性状や量の観察，呼吸音の異常の有無，SPO₂ の数値を確認する必要がある。	③暫く 1 日 3 回体温測定を続けることを伝える。痰量の増加や黄色みがかった痰が増えたら教えて欲しいことを伝える。 担当の介護ヘルパーに体温測定と痰の性状確認を依頼し，管理ノートにも記載をする。	
④B 氏は本日会社の有休をとり在宅中。 A 氏の傍に座り，時折喀痰吸引を施行している。ディスポ手袋を着用し，吸引圧を確認しながら素早く喀痰吸引をしている。 B 氏「昨日あたりから吸引の痰量が増えている気がします」	⑤B 氏は喀痰吸引の際に，清潔操作や必要な観察を行っており，正しい手技で実施できている。	⑥B 氏に喀痰吸引の手技は，正しい手順で行われていることを伝える。 「さきほど吸引しているところを見せていただきました。清潔な操作や吸引圧の確認をきちんとしていて，手順通りにできていたと思います」	訪問看護師や介護ヘルパーなど，A 氏に関わる多職種にも連絡ノートで状況を伝え，同じ観点で観察できるように継続する。訪問入浴は前日のバイタルサインズの状況により可否を判断する。 B 氏は A 氏の感染兆候についての心配が強く，細やかにケアを行っているが，そのことにより B 氏の介護疲労の蓄積が懸念される。B 氏の不安な気持ちを傾聴する，休養を促すなどの対応が必要である。 介護ヘルパーは，A 氏の体調変化に伴い，身体介護に関して不安や疑問が生じる可能性がある。都度，介護に関する不安がないか声かけをして，必要なら一緒にケアを実施していく必要がある。
⑦人工呼吸器の設定　モード VCV 呼吸 20 回/分　1 回換気量 400 mL B 氏「フィルターと回路は昨日洗浄しました」 回路チューブの接続ゆるみ，屈曲なし 人工呼吸器管理ノートに日々の記録あり	⑧人工呼吸器の設定は医師の指示通りであり，回路チューブは正しく接続されている。管理ノートには A 氏の様子の他に，加湿器の水の交換，フィルターや回路チューブを洗浄した日の記載もあり，十分に管理ができている。	⑨人工呼吸器の設定や回路チューブの確認後にトラブルが生じていないことを伝える。また，管理できていることについての努力を労うとともに，心配や困っていることがないか伺う。	
⑩B 氏「吸入は毎日しているけど，すっきり痰がとれなくて，心配です」 介護ヘルパー「身体の向きを変える時に，背中をさすり，痰を出しやすくしているのですが…」	⑪十分な排痰ケアができていない可能性がある。B 氏は，A 氏に肺炎の兆候がないか心配しており，一緒にケアを実施しながら手技の確立をしていく必要がある。	⑫吸入施行後に，介護ヘルパーと一緒にスクイージングを実施し，B 氏にはその様子を見ていただく。 B 氏「吸入のタイミングも大事ね」 介護ヘルパー「広範囲に背中をさすっても良かったんですね」と安堵した表情で話す。	

実　施			評　価
（月／日）観察・情報	健康課題の判断	実施（反応を含む）	
#2　B氏は，困り事を専門職に表出し適切な支援につながることで，安定した療養生活を維持することができる。			#2の具体策を実施した。 現在のB氏は，A氏の感染兆候についての心配と多重役割により休息が十分にできていない状況である。このままでは，B氏の健康を損なう可能性があるが，それを自覚し専門職に相談することができていない。よって期待される成果は達成されていない。引き続き，A氏の現状とその対応を詳細に説明し，安心していただくとともに，多職種との協働により気分転換できる機会を設けていく必要がある。
①B氏は本日会社の有休をとり在宅中。 A氏の傍に座り，子どもの進路についての会話や一緒にTVを見て過ごしている。 A氏の痰がらみが生じた際には，介護ヘルパーに依頼せず，自らで喀痰吸引を施行している。	②現在，B氏の身体的不調は自覚されていない。しかし，A氏の感染兆候についての心配が強く，精神的な安寧は保たれていない。不安な気持ちを傾聴する必要がある。	③B氏の自室かリビングなどで，B氏個人との時間を設け，不安な気持ちを傾聴した。B氏の思いを肯定しながら，A氏の現在の症状とその対応についての説明を丁寧に行った。	
④B氏「昨日は，5時間くらい眠れました」「夜間に1度，夫が気になり様子を見にいきました」 表情は穏やかで，笑顔で会話をしている。 子どもの朝食は，栄養バランスを考え調理したが，自分は簡単に済ませたと話される。 食欲はある様子。	⑤B氏自身のことより，A氏の介護や子育てを優先しており，疲労の蓄積によって健康を損なう可能性がある。休養を促すなどの対応が必要である。	⑥B氏の努力を労いつつ，訪問看護師や介護ヘルパーがいる時間帯は，ベッドで横になるなどの休息時間を設けるよう説明をした。 休息中のA氏の様子は，訪問看護師や介護ヘルパーからB氏に伝わるように調整する。	元来A氏は，「妻にはもっと自由な時間をあげたい」と思っており，現在のB氏の様子を気にかけている。この状況が続くと，介護に対して気兼ねを持ってしまう可能性がある。A氏の意向を確認しつつ調整をはかる必要がある。
⑦A氏「少し疲れたような顔をしているよ」「無理せずに休んできて欲しい」（口文字） 会話をしながら，B氏の様子を気にかけている。	⑧A氏も妻の様子を心配しており，落ち着いて療養できないなどの負のスパイラルが生じている。	⑨A氏個人との時間を設け，心配なことや要望について確認をした。 A氏「妻の身体が心配，もっと休んで欲しい」 B氏に休息の必要性を説明した後，A氏にその内容を伝えた。A氏「良かった」	B氏は困りごとを専門職種に相談せず，自身で解決しようと無理をしてしまう傾向にある。遠慮やどう相談して良いのか分からない可能性もあるため，都度確認が必要である。 また，介護ヘルパーに普段のA氏とB氏の様子を確認し，支援方法を検討していく。
⑩介護ヘルパー「私がいる時間は休息をとってくださいとBさんに伝えているのですが，Aさんの痰量が増えているのが気になるみたいで」「痰の吸引も任せてくださいとBさんに伝えているのですが…」	⑪B氏は介護についての要望や心配ごとを相談できていないようだ。	⑫B氏と介護ヘルパーの互いの意見を聞きながら介護の役割分担を相談し決定した。	

統合失調症と２型糖尿病のある事例
「一人暮らし　週1回　60分　訪問看護利用」

【事例の概要】

A氏　女性　50代前半

主傷病名：妄想型統合失調症，２型糖尿病

　　　　　D病院の精神科と内科を週に１回交互に受診している。非定型抗精神病薬，経口血糖降下薬，睡眠薬，下剤が処方されている。

　統合失調症の発症は就職後7-8年たった頃（29歳頃〜）である。新しい職場に転勤になってから，同僚や上司からいじめられていると考え始め，夜間不眠，甚だしい浪費，家族へ怒鳴るなどが１か月続いた。元夫が保健所に相談に行き，その支援によりD病院に医療保護入院となった。統合失調症と診断され，症状再燃によりD病院に入退院するサイクルが５回繰り返された。５年前に訪問看護の利用を開始して以来，入院はない。

　３人同胞（兄２人）の第３子で，両親は他界している。兄２人はいずれも東京で所帯を持っている。長兄が保証人となり2DKのアパートで暮らしている。キッチンと居間が一緒になった部屋には，家電製品や家具が所狭しと並んでいる。居間は食べ物の空き袋などが落ちていたり，寝室も床に物が置かれていたりと全体に雑然としている。ヘルパーと一緒に片づけを行っている。

　不規則な食生活から体重が増加し，糖尿病を発症（35歳頃〜）した。食事指示は1,600 kcalであるが守られていない。A氏はカロリー制限をつらいと思っている。しばしば生活費を贈り物などに使ってしまい，食事にかけるお金が少なくなってしまう。

　自立支援医療（精神通院医療）を受けており，自己負担分の１割は，生活保護により医療扶助が受けられる。障害共済年金２級受給。就労継続支援B型の事業所（以下B型事業所）で作業をし，工賃として月15,000円弱が支払われている（昼食代日額600円を支払うと，ほぼ半分がなくなる）。生活保護受給世帯にて，B型事業所利用料の自己負担は発生しない。生活費の不足分についても，生活保護（生活扶助，住宅扶助，医療扶助）を受給している。

【この事例をアセスメントするにあたってのポイント】

1. 服薬中断による統合失調症の症状再燃が起こらないようにするにはどうしたらよいのか。
2. 血糖コントロール不良による糖尿病合併症が起こらないようにするにはどうしたらよいのか。
3. A氏が自身の持てる力を発揮して，望む暮らしを叶え，維持していくにはどうしたらよいのか。

Ⅰ　基礎的データ

世帯主氏名　　A 氏　　住所（記載不要）　　TEL（記載不要）

	氏名	性	続柄	年代	職業または学年
1	A 氏	女	本人	50 代前半	就労継続支援（B 型）事業所に通所（珈琲豆の焙煎作業）
2	B 氏	男	兄	50 代後半	会社員（東京）
3	C 氏	男	兄	50 代前半	会社員（東京）

家族構成図

B 氏
50 代後半
東京在住

C 氏
50 代前半
東京在住

A 氏本人
50 代前半

元夫
20 年以上
前離婚
疎遠

主治医

D 病院　E 医師（精神科），F 医師（内科）

援助のきっかけ・援助経過

　発症は，就職後 7-8 年たった頃（29 歳頃〜）。新しい職場に転勤になってから，同僚や上司からいじめられていると考え始め，夜間不眠，甚だしい浪費（高額なバッグなどに散財する），家族へ怒鳴るなどが 1 か月続いた。元夫が保健所へ相談に行き，その支援により，D 病院に医療保護入院となった。当時，精神分裂病（統合失調症）と診断され，その後症状の再燃（妄想・浪費）により，D 病院に 5 回の入退院をくり返した。5 年前に訪問看護の利用を開始して以来，入院はない。

地域環境

住宅街にあるアパートに居住。スーパーまでは 200 m，徒歩 3 分の距離にある。地下鉄の駅までは徒歩だと 20 分程かかるので，バスを利用している。比較的，地域活動が盛んなところで，民生委員（A 氏の大家）の見守りや近所の人の声掛けなどがなされている。

健康状態	保険種類	同・別居
妄想型統合失調症 2型糖尿病	自立支援医療：精神通院公費 医療扶助（生活保護）	同・別居
		同・別居
		同・別居

利用している社会資源

・精神保健福祉手帳2級
・障害者総合支援法
　①自立支援医療：精神通院医療：訪問看護（医療保険）
　②訓練等給付：就労継続支援（B型）：週3回，火・木・土
　③居宅介護（ホームヘルプサービス）：週2回，月・金
　④B型事業所（特定相談支援事業所）：継続サービス利用支援
・障害共済年金2級
・生活保護：生活扶助，住宅扶助，医療扶助
・訪問看護（医療保険）：週1回　水
・日常生活自立支援事業（地域福祉権利擁護事業）

住居環境

・賃貸アパート：2DK（1階）
・大家が民生委員をしている。
・彼のG氏も同じアパートに居住している。

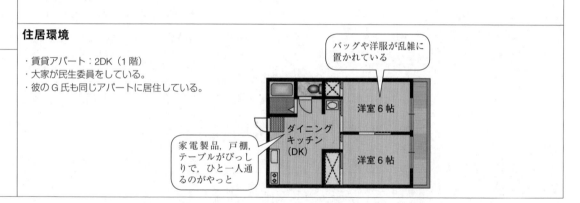

155

Ⅱ　アセスメント

項目	（月／日）情報
Ⅰ基本情報 ●家族構成	・一人暮らし。両親は他界している。3人同胞（兄2人）の第3子。兄2人はいずれも東京で所帯を持っている。 ・26歳で結婚したが，統合失調症の発症により結婚生活4年で離婚。子供はいなかったので元夫とは疎遠。
●住環境	・長兄が保証人となり，2DKのアパートに暮らしている。ダイニングキッチン（DK）には，家電製品や家具が所狭しと並んでいる。最近，冷蔵庫を新調している。 ・居間は食べ物の空き袋などが落ちていたり，寝室も床に物がバラバラと置かれていたりと全体に雑然としている。居宅介護の日はヘルパーと一緒に片づけを行っている。
●健康保険	・自立支援医療（精神通院医療）を受けている。自己負担分の1割については，生活保護の医療扶助により現物給付を受けている。
●経済状況	・教育大学を卒業後，1回で教員採用試験に合格し中学校で数学の教員をしていた。病気を機に退職。現在は，B型作業所を利用しており，珈琲豆の焙煎作業に従事している。怠け癖が出て休みがちだが，珈琲の香りは好きなのでこの仕事は嫌いじゃないと話される。 ・障害共済年金2級受給。B型作業所での作業の工賃として月15,000円弱が支払われている（昼食代日額600円を支払うと，ほぼ半分がなくなる）。生活保護受給世帯にて，B型事業所利用料の自己負担は発生しない。生活費の不足分は，生活保護（生活扶助，住宅扶助，医療扶助）を受給している。 ・病状が悪くなると，甚だしい浪費をするため，社会福祉協議会の日常生活自立支援事業[※1]（地域福祉権利擁護事業）を利用し，通帳・印鑑の預かりおよび月に2回預金から生活費の払戻の支援をしてもらっている。しばしば使いすぎてお金が少なくなり，次の支援までやりくりが必要になることもある。 ※1　日常生活自立支援事業：認知症高齢者，知的障害者，精神障害者のうち判断能力が不十分な方が地域において自立した生活が送れるよう，利用者との契約に基づき，福祉サービスの利用援助を行うものである。 　　　実施主体：都道府県・指定都市社会福祉協議会（窓口業務等は市町村の社会福祉協議会等で実施）。 　　　本事例においては，預金の払い戻しなどA氏の日常的金銭管理を援助内容としている。
Ⅱ療養者の健康状態 ●医療状況	・D病院の精神科と内科を交互に週1回受診している。よって各科実質2週間に1回の受診である。キャンセルすることなく定期的に受診している。 ・訪問看護指示内容：生活リズムの確立，家事能力・社会技能等の獲得，対人関係の改善，社会資源活用の支援，薬物療法継続への援助，糖尿病の悪化防止
●生物身体機能	・出生，成長，発達に異常なし。運動は苦手。 ・身長154cm，体重72kg ・閉経：1年前 ・不規則な食生活や抗精神病薬の影響から体重が増加し，糖尿病を発症（35歳〜）。陥入爪あり。 ・直近の訪問看護での様子：体温35.9℃，脈拍85回/分，血圧118/78mmHg，朝食前血糖値は70mg/ml。 ・空腹時血糖は，70〜180mg/mlの範囲で動く。HbA1c 7%台前半。血糖測定は自分で行っている。

・《処方薬》

処　方　薬		朝食後	昼食後	夕食後	就寝薬
抗精神病薬	リスパダール（2mg）1T	●		●	
血糖降下薬	アクトス（15mg）1T	●			
	グリコラン（250mg）1T	●	●	●	
	アマリール（1mg）1T	●		●	
睡眠薬	レボトミン（5mg）1T				●
下剤	アローゼン1.0g				●

情報源	分析・解釈・判断
訪問看護記録訪問看護報告書	・A氏は一人暮らしであり，両親は他界し兄2人は東京に住んでいるため，日常的な支援は期待できない。 ・アパートは一人暮らしには十分な間取りであると考えるが，A氏は，整理整頓・掃除が苦手で，家電や家具も多いことから手狭に感じる。掃除はヘルパー頼みであるが，ともに行うことはできる。 ・新しい家電が増えており，考えなく買い物をするなど浪費していないか，日常生活が荒れてきていないか，妄想が活発化していないか，再発の徴候がないかを見極める必要がある。 ・症状コントロールはうまくいっているものの，就職して自立したいという思いはあまりないようである。地域からの孤立防止，支援体制の充実を図るためにも，B型事業所への通所が継続できるよう支援していく必要がある。 ・年金と生活保護により，生活することができている。 ・工賃は少ないが，制度を利用して就労することができている。 ・金銭管理は一人では困難な状況にあるので，今後も社会福祉協議会の日常生活自立支援事業を利用していく必要がある。
訪問看護指示書	・精神科，内科ともに定期的に受診しており，拒否はない。 ・訪問看護を利用して以来，5年間入院はなく，急性期症状の再燃は見られない。
訪問看護記録訪問看護報告書	・BMIは30.4であり，適正体重をかなり超過している。また，統合失調症の患者は，一般の患者より糖尿病発症のリスクが高い。A氏は不規則な食生活から糖尿病を発症しているため，生活リズムや食生活の乱れには注意を払っていく必要がある。 ・糖尿病があるうえ陥入爪もあるので，フットケアを行う必要がある。 ・第2世代抗精神病薬を服用している糖尿病患者の場合，体重の変動，血糖やHbA1c，血圧を常に注意することが必要である。A氏の場合，現状どおり血糖測定の自立によるモニタリングと，定期通院を維持する必要がある。 ・リスパダールの副作用として，錐体外路症状[※2]が出現する可能性があるため，そのモニタリングと副作用の本人への説明および症状出現時に報告してもらうことが必要である。

抗精神病薬の副作用や生活習慣に注意する。

> ※2　錐体外路症状：自分の意思どおりにならない不随意な運動症状の総称。具体的には①アカシジア（静座不能），②パーキンソン症状，③ジストニア（首がそり返る，舌の突出，眼球上転など），④遅発性ジスキネジア（舌や口の不随意運動）の4つの異なる症状があるが，それぞれに嚥下障害が生じるため，誤嚥や窒息のリスクが高まる。

・A氏は，おおむね内服を守っているので，抗精神病薬が効いていると考えられ，病状は安定した状態にある。しかし，統合失調症の急性期症状の再燃を繰り返すと，糖尿病のコントロールも不良となり，糖尿病の合併症も進行する可能性があるので，モニタリングが重要になる。

項目	（月／日）情報
	・第2世代の抗精神病薬であるリスパダールは，糖尿病やその既往歴を有する患者には慎重投与を要するが，主治医は十分な統合失調症の薬物療法を行うために，本剤を処方している。
	・食事：食事指示は 1,600 kcal であるが守られていない。カロリー制限はつらいと思っている。生活費を友人へのお礼などに使ってしまい，食事にかけるお金が少なくなってしまう。彼とのデートの時，ファストフード店でコーラを飲んだり，ハンバーガーを食べたりしたと正直に教えてくれる。B型事業所が企画した食べ物が絡んだ行事（焼肉パーティなど）には必ず参加する。煮る・焼くなど簡単な調理であれば自立して行える。居宅介護の日はヘルパーとともに調理をする。食欲は旺盛で，買い物では，菓子パンなどの好きな食べ物を好きなだけ買う傾向にある。精神症状悪化による多飲水傾向があったが，主治医からの1日2ℓ制限の指示，第2世代抗精神病薬への変更により，現在は多飲水によるエピソードはない。
	・排泄：下剤を飲まなければ，便秘がち。排便は毎日ある。
	・個人衛生：居間は，菓子パンの空き袋などが落ちていたりと全体に雑然としている。自分で片付けたり，身繕いすることは不得手。入浴は週1回，訪問看護の前夜に入るが，体調不良だと滞る。日に1回，就寝前の歯みがきは行っている。
	・活動と休息のバランス：眠剤がなければなかなか寝付けない。翌日に彼氏とのイベントが予定されていると興奮し，人に教えたくて電話魔になり，イベント前日の夕方には決まってステーションに電話が入る。夜間の寝付きも悪くなる。
	・服薬：訪問看護師とともに，1週間分を朝・昼・夜・就寝薬に分けて，仕切りの付いた入れ物に入れ，テーブルの見える位置においている。ほぼ飲み忘れなく管理できている。A氏も「真面目に飲んでるから，調子は変わらないよ」と話される。
●精神機能	・直近5年間は病状が落ち着いており入院はない。離婚により病状悪化したときに，自殺企図し，医療保護入院するというエピソードがあった。
	・彼氏と喧嘩した夜は，睡眠薬を普段より多めに飲んだりすること（アピール行為）があるが，深い眠りに陥りB型事業所にいかないことから，B型事業所の生活指導員や彼氏が様子を見にきたり，ヘルパーに熟睡しているところを発見されたりして，これまでは大事に至っていない。
	・誰かに何かをしてもらったら果物などを買ってそのお礼をするといった，社会性とも捉えられる一方，自らの経済状態を考えず過剰とも捉えられる行動がみられる。
	・今回，冷蔵庫の新調もあまり深く考えず，パッと決断し，馴染みの電気店に注文してしまうというエピソードがあった。
Ⅲ療養者の心理社会機能 ●暮らし方	・《1週間の過ごし方》

	月	火	水	木	金	土	日
8：00				起床			
10：00				朝食			
12：00	居宅介護 調理・掃除	B型 事業所 （珈琲豆 の焙煎）	受診 精神科と 内科交互 各科2週 に1回 ずつ 医）訪問 看護	B型 事業所 （珈琲豆 の焙煎）	居宅介護 調理・掃除	B型 事業所 （珈琲豆 の焙煎）	
14：00							
16：00							
18：00 ・ ・ ・			夕食				
23：00			就寝				

情報源	分析・解釈・判断
食事・排泄・整容動作など ADL の遂行能力はどうか	・ADL の問題はない。I-ADL に関しても，バスや地下鉄に乗ることが可能であり，金銭管理も他者に委ねることができている。
調理，買い物，洗濯，金銭管理，服薬管理など I-ALD の遂行能力はどうか	・食べすぎが明らかな時もしばしばあるが，1,600 kcal の制限はつらいという思いもあるので，訪問看護では，本人の持てる力をひきだし，ともに目標を立て，何かひとつでも糖尿病によい食事ができたらともに確認して，成功体験を積み重ねることが重要である。 ・食べることが好きであり，執着する傾向にある。訪問看護への指示内容にある通り，糖尿病悪化防止に加え閉経の影響による脂質異常の予防のため，本人が守れる食事の工夫をともに考えていく必要がある。 ・以前は第 1 世代薬剤による抗コリン作用により，口渇が激しく清涼飲料水の多飲が多くなり，ペットボトル症候群を引き起こしていたが，現在は，第 2 世代薬による治療になったこともあり，多飲水傾向に転ずることなく，安全な飲水が維持できている。 ・ヘルパーとともに掃除をおこなうことにより，50 歳代女性の一般的な家事能力の維持が期待できる。 ・彼がいることから，身だしなみを整え，清潔な衣類を身に付けられるよう，プライドを傷つけないように相談にのっていく必要がある。 ・A 氏は，訪問看護師に自分の気持ちを正直に伝える電話をしてくるので，よく話を聞き，関係性を維持していくことが重要である。ただし，活動と休息のバランスはとても大事なことで，統合失調症・糖尿病の悪化防止にもなることを繰り返し説明していく。 ・訪問看護開始の時から 1 週間分ずつの内服薬のセットと服薬確認を行っており，ほぼ飲み忘れなし。A 氏は，看護師に薬を見せることに拒否的な態度を示さず，見える場所に保管しているので，服薬に対しての抵抗のない療養者であるといえる。しかし，生活上の問題と関連して妄想が出現すると服薬できなくなる可能性があるので，病状悪化の徴候を見逃さないことが重要である。
過去に 1 度でも自殺企図のあった患者の病状のモニタリングは重要	・A 氏は，妄想型統合失調症であるが，直近 5 年間の入院はなく，病状は落ち着いていると言える。 ・慢性期にある統合失調症であり，自殺企図は過去のエピソードになっている。しかし，現在は，彼との喧嘩など生活上の問題と関連したエピソードにより，睡眠薬を多めに飲んだりするアピール行為がみられるため，A 氏が食事や睡眠がとれなかったり，妄想が活発化したりなど，精神・身体症状の悪化のサインを見逃さないこと，また訪問看護師は，A 氏とのコミュニケーションを円滑にしておく必要がある。 ・他人にしてもらって嬉しかったことにお礼することはとても健全な思いであることを認めつつ，自身の生活を考えない行動については，どうすればよいのかともに考え，具体的かつ単純な目標を立て，繰り返し粘り強くかかわっていく。
訪問看護記録	・週間計画が立てられており，つい怠け癖が出て B 型作業所を休みがちになることを除くと，このまま，規則正しい生活が習慣化すれば，理想的な生活になると考えられる。 ・興奮して寝付けないことが発生しない限り，8 時起床，23 時就寝のパターンが確立している。睡眠不足は，統合失調症の症状再燃のみならず，血糖値の浮動を招き，血糖コントロールが困難になるので，本人にも十分に説明し，落ち着きを取り戻すための工夫をともに考える必要がある。

項目	（月／日）情報
●家族に対する思い	・長兄は相談されればのるくらいの支援状況であり，本人もあまり当てにしていない。
●社会性，社会的交流	・現在，近所のアパートに住む精神障がい当事者の彼のG氏がいる。その彼が体調不良のとき，病院に付き添うなど甲斐甲斐しさも見せている。 ・少々，舌がもつれたような話し方をするが，話し好きで，この1週間あったことや，「女だけの秘密ね」と言って彼とのエピソードやその時の思いを訪問看護師に素直に話してくれる方である。 ・周囲の人々に上手に依存し，放っておけない感じにさせる。 ・A氏のアパートの大家がこの地域の民生委員をしており，月に1回は様子を見に訪れる。 ・日常生活自立支援事業（地域福祉権利擁護事業）の利用により，月に2回は生活費の受け取りと安否確認を兼ねた訪問がある（利用料は生活保護にて無料）。
●在宅生活を選択の意志	・自由に活動できること，彼と一緒にいられることから，在宅での生活にはおおむね満足した様子があり，普段からよく「彼とうまくやって，若々しく，楽しく暮らしていきたい。」と話される。
Ⅳ家族の状況と介護状況	
●家族状況	・長兄はアパートの保証人になってくれたが，次兄は，全く関知していない。
●介護者としての家族	・家族ではないが，同じ統合失調症を患う彼氏のG氏がおり，同じアパートの別室に住んでいる。
Ⅴ社会資源の利用状況	
●社会資源に対する意識・行動	・在宅生活に必要なサービスを段階的，理想的に利用してきている。訪問看護師が核となって支援してきたこともあるが，A氏の上手な依存と放っておけなくさせる人柄，そしてサービスへの理解とはっきりとした自己決定が可能であることが幸いしている。
●利用のサービス	・精神保健福祉手帳2級 ・障害者総合支援法 　①自立支援医療：精神通院医療，訪問看護（医療保険） 　②訓練等給付：就労継続支援（B型）：週3回，火・木・土→工賃15,000円 　③居宅介護（ホームヘルプサービス）：週2回，月・金 　④B型事業所（特定相談支援事業所）：継続サービス利用支援[※3] ・障害共済年金2級 ・生活保護：生活扶助，住宅扶助，医療扶助 ・訪問看護（医療保険）：週1回，水 ・日常生活自立支援事業（地域福祉権利擁護事業）

※3　継続サービス利用支援：障害福祉サービスまたは地域相談支援が継続的，適切に利用されるよう，利用状況の確認や計画の見直し，各関係者との連絡調整等を行う支援。

	情報源	分析・解釈・判断

・A氏は兄弟の支援を当てにしていない。

・A氏は，精神障がい当事者の彼と仲よくやって楽しく暮らしていきたいと考え，甲斐甲斐しくサポートする様子がみられており，サポートを受ける一方ではなく，提供できるという強みがある。

> A氏の強みに着目し，それを低くも高くも見積もらず正しく把握すること

・A氏の周囲の人への上手な依存と放っておけなくさせる人柄，そしてサービスへの理解とはっきりとした自己決定など，A氏の持てる力を最大限に発揮したうえで，必要となる社会資源を段階的，理想的に活用してきている。

・アパートの大家が地域の民生委員であり，地域の中で孤立せず，受け入れられて生活している実感を持つことができるのではないかと考える。

・A氏と訪問看護師との間には，信頼関係が構築されているため，A氏はオープンに出来事を話してくれるのだと考える。このことは，悪化のサインを見過ごさないことにもつながる。

> A氏特有の悪化のサインを把握し，先手先手で支援すること

> 症状の悪化を来すA氏のストレス要因をアセスメントすること

・フォーマル・インフォーマルなサービスの利活用は，支える手が多く暮らしやすくなることでもあるが，一方で人間関係のストレスを抱えることも多くなる。統合失調症のA氏は，ストレスにより感情が不安定になりやすく，病状悪化につながる。訪問看護師は，感情や言動を観察し，サービス提供者と連携を密にし，病状悪化のサインを見極め，早めに対処する必要がある。

Ⅲ-① 統合─健康課題の検討

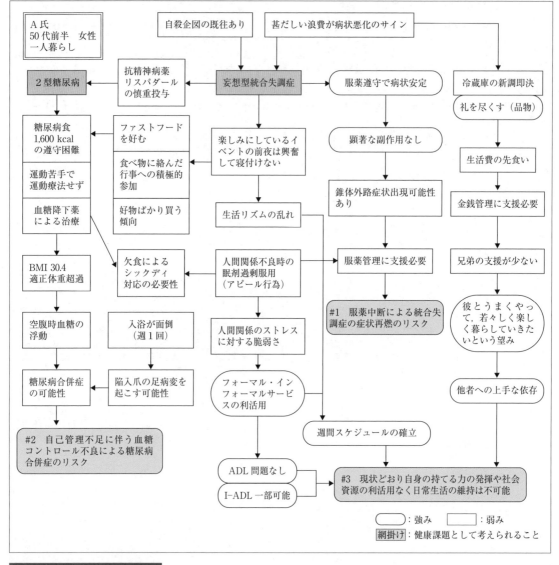

全体像

　A氏は，妄想型統合失調症と2型糖尿病を有する50歳代前半の女性である。遠方に住む兄弟の支援はあてにせず一人暮らしをしている。
　薬物療法として，第2世代抗精神病薬のリスパダールと血糖下降薬が処方されている。リスパダールは，精神症状改善の効果が期待されるが糖尿病悪化のリスクもあり，訪問看護などで症状を管理しながら慎重に投与されている。訪問看護の利用開始により服薬管理がなされ，現在までの5年間，A氏の統合失調症悪化のサインである異常な興奮に伴う怒号と甚だしい浪費はみられていない。しかし，A氏は人間関係のストレスに脆弱で，人間関係不良時に眠剤を過剰に服用するアピール行為がみられること，20年前に一度きりでも自殺企図があったことを念頭において支援していく必要がある。
　2型糖尿病は，抗精神病薬の副作用ではなく，A氏の生活習慣の乱れにより発症した。主治医は糖尿病3大療法（食事・運動・薬物療法）を指示しているが，A氏は，食べることが好きで執着する，苦手な運動をしない，服薬管理に支援を要するなど，生活習慣や生活リズムの乱れが血糖・体重コントロールを不良にするため，特性・習慣を踏まえた支援が必要である。一方でA氏は，ADL自立，I-ADL一部自立，他者への上手な依存，親切に対して礼を尽くすなど多くの強みを持っている。A氏がこれら持てる力を発揮し，フォーマルサービスと民生委員の大家や近所の人の見守りや支援などインフォーマルサービスを含めた社会資源の利活用により療養生活を維持し，「彼氏とうまくやって若々しく暮らしたい」という望みが叶うよう支援する。

関連図の描き方のポイント

　統合失調症，2型糖尿病が心身に及ぼす影響について，促進・阻害の両側面から確認し，各々の関連をみる。この事例のように，家族からの支援が少ない場合の介護力については，本人の持てる力，社会資源の利活用状況に着目するとよい。

Ⅲ-②　統合―健康課題の特定

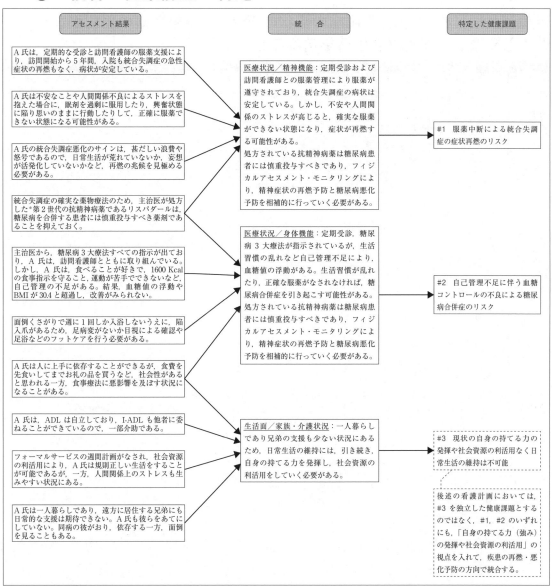

*第2世代抗精神病薬：
　非定型抗精神病薬ともいわれる。第1世代の抗精神病薬（定型抗精神病薬）が，ドパミンのみを抑制するのに対し，第2世代抗精神病薬は，ドパミンだけでなくセロトニンやその他の神経伝達物質への作用も持っている。

＊＊糖尿病3大療法
　食事療法，運動療法，薬物療法からなる。食事・運動療法を糖尿病治療の基本として行い，代謝コントロールがなお不良であるときに，加えて薬物療法を開始する。

Ⅳ-① 看護計画

目標（長期目標）：統合失調症の症状の再燃，2型糖尿病の悪化がなく，若々しく楽しい在宅療養生活を送ることができる。

	短期目標	期待される成果	
			評価日
#1	自身の持てる力を発揮し，社会資源を活用しながら，服薬・受診を継続し，統合失調症の再燃を予防することができる。	1. 気分がよいという発言がみられる。 2. 処方薬が正確に服用される。 3. 精神科の受診が定期的になされる。 4. 疑問や不安が生じた時に訪問看護師に連絡・相談がなされる。 5. 服薬・受診継続は重要だという発言がみられる。	1週間毎
#2	自身の持てる力を発揮し，社会資源を活用しながら，糖尿病の3大療法に取り組むことができ，血糖値がコントロールされる。	1. 体調がよいという発言がみられる。 2. 食事を1日3回摂り，糖尿病の食事療法を意識した食事の工夫を1日1回実施できる。 3. 糖尿病の運動療法を意識し，1週間のスケジュールの中で1回でも実施できる。 4. 血糖降下薬の飲み忘れがない。 5. 内科の受診が定期的になされる。 6. 足病変がない。 7. 血糖値が安定する。	1週間毎

具体策

OP：病状・服薬状況の観察
1. A氏の言動や部屋の中の様子，日常生活状況により，興奮や妄想などの症状の有無，程度を観察する。
2. 必要があれば，利用しているサービスの専門職から，A氏の日常生活状況や言動などを確認する。
3. 服薬状況の確認と，飲み忘れがあった場合には，どう対処したかを確認する。
4. 人間関係のストレスの有無，その対処として過剰に薬を飲んだり飲みたくなったりしたことがなかったかを確認する。
5. A氏の言動から，錐体外路症状など薬の副作用を観察・確認する。
6. 医師からA氏になされた説明内容の確認，お薬手帳や薬の説明書などから，受診状況，処方薬の変更の有無を確認する。
7. 看護師の監視するような行動により，A氏との良好な関係を壊さないよう留意する。

TP：服薬・受診に対する動機づけ
1. 服薬を継続していることにより病状が安定していることをA氏とともに確認し，このままの調子で継続して行くよう励ます。
2. 本人とともに，飲み忘れなく正確な服薬ができたか薬ケースを確認し，次回訪問までの分の薬をセッティングする。
3. 薬や受診に関する疑問や不安について引き出し，傾聴する。長所を見つけ，それを認めて言葉にする（ポジティブ・フィードバック）。

EP：正確な服薬，継続的な受診についての理解
1. 服薬中断による影響，副作用について具体的に説明し，副作用出現時は，医師または看護師に相談するように説明する。
2. 人間関係のストレスを抱えたとき，A氏自身の判断で睡眠剤を多く飲んで対処する前に，看護師に相談してほしいと説明する。
3. 処方薬・受診，作業所での仕事，社会資源活用など，一人でいるときに疑問や不安が生じたら，いつでも訪問看護ステーションに連絡してよいことを説明する。
4. 相談内容によっては，看護師が他の専門職に相談することもあることを説明する。その場合は，A氏に事前にことわることを約束する。

OP：
1. 食行動の把握
   1) 糖尿病療養手帳を見ながら，BMI，血糖値等の推移と食事内容と摂取量を併せて確認する。
      ①ヘルパーとともに調理した内容，一人で調理したものの内容
      ②作業所で行われた行事や彼とのデートの時の外食の内容など
      ③体調不良による欠食（シックデイの有無），間食の内容，自己血糖測定（SMBG）の手技確認など
   2) 必要があれば，食事関連で利用しているサービスの専門職からの情報を得る。
   3) 社会福祉協議会の日常生活自立支援事業の担当者から手渡された生活費をどのように使ったのか，先食いをして食費が少なくなっていないかを確認する。また，食材の購入内容の確認をする。
2. 運動や活動状況の把握
   1) 作業所への通所や受診の公共交通機関の利用状況
   2) 低血糖症状の有無と症状があった場合の対処
3. 血糖降下薬の服薬状況の確認と，飲み忘れがあった場合にどう対処したかを確認する。
4. 医師からA氏になされた説明内容の確認，お薬手帳や薬の説明書などから，受診状況，処方内容の変更の有無を確認する。
5. 看護師の監視するような行動により，A氏との良好な関係を壊さないよう留意する。

TP：
1. A氏とともに食事内容と血糖値のアセスメントを行う。次の訪問看護までの1週間をどのように過ごすか計画し，達成可能な小目標を立てる。
2. A氏とともに，次の訪問看護までの1週間のスケジュール中，どの時間に運動ができるか考え，計画する。また，達成可能な小目標を立てる。
3. 本人とともに，飲み忘れなく正確な服薬ができたか薬ケースを確認し，次回訪問までの分の薬をセッティングする。
4. 糖尿病の3大療法に関する疑問や不安について引き出し，傾聴する。A氏の長所を見つけ，それを認めて言葉にする。
5. 足浴を行い，足病変（陥入爪）の確認と手当てを行う。

EP：
1. 積極的に摂ってもらいたい食品，生活費が乏しくなった時の食品（安価で栄養があるもの）や調理の工夫について説明する。
2. 低血糖症状について具体的な説明と，空腹時の運動や徒歩での移動の禁止，ぶどう糖の携帯を促す。
3. シックデイ対応の原則を，パンフレットを用いて説明する。作業所の指導員やヘルパーなど初期対応をする可能性のある職種にも説明する。

Ⅴ 実施・評価

看護ケア	
（月／日）観察・情報	判断

#1 A氏は自身の持てる力を発揮し，社会資源を活用しながら服薬・受診を継続し，統合失調症の再燃を予防することができる。

①A氏から予定されているイベントに関する会話はなく興奮している様子もない。 作業所は，可もなく不可もなく，人間関係のストレスもないと話される。	②落ち着いた様子であるが，楽しみにしているイベントがないか尋ね，悪化に転ずるサインがないか確認する必要あり。
④薬の飲み残しなし。「薬が（病気に）合っているんだろうね。」と話される。	⑤1週間確実な服薬ができており，薬に対する肯定的な印象も持っている。また，現状，A氏は落ち着いた精神状態であるので，看護師の見守りで，できる限り薬のセッティングをA氏がするよう促すことが可能。
⑦訪問前日の夕方，財布をなくしたがどうしたらいいかとステーションに電話が入ったが，再び30分後見つかったと謝罪の電話が入った。	⑧困りごとを訪問看護師に相談すること，自分の行動がよくないと思えば相手に謝罪することができている。前日の出来事について，A氏自身はどう思っているのか確認する必要あり。

#2 A氏は自身の持てる力を発揮し，社会資源を活用しながら糖尿病の3大療法に取り組むことにより，血糖値がコントロールされる。

> ここでは，糖尿病3大療法についての具体策のうち，食事療法に焦点化して評価する。

⑩前回訪問時，世話になった友人の父親の初盆にそうめんセットを供えたことにより，食費を先食いしてしまい，1日500円でのやりくりを要する状況であった。	⑪前回訪問時，1日3食バランスの取れた食事ができるよう，納豆や豆腐など安価で栄養がある食材を勧めていた。1週間の食行動，食事内容についての振り返りを行う必要がある。
⑬栄養バランスについて尋ねると，「作業所のジンギスカンパーティでは，まず野菜食べたし，肉を食べる代わりに，おにぎりはいつも二つ食べるんだけど一つにしたわ。」と。普段の食事では，前回，看護師が教えた安価な食材を買って食べたと話される。A氏「納豆や豆腐は，煮るも焼くもいらなくて，私にぴったりだった。」	⑭作業所での特別な食事であっても，家での普段の食事でも，栄養バランスを考えて実践していることがわかる。これらの食行動と体重の増減，血糖値を併せてアセスメントする。

実施（反応を含む）	評　価
③楽しみにしているイベントがないか尋ねると，「あるわよ。今度，花火をみながら彼と食事をするのよ。」と返答あり。また，A氏が落ち着いた様子に見えると伝えると，「今回は，私が提案したことだから，気持ちがコントロールできるのよ。」と話される。 ⑥服薬後の空いた薬袋を確認したところ飲み残しはなかった。次の1週間分の薬袋に看護師が日付を記入し，A氏に薬ケースへの収納を行ってもらったが，朝食後，昼食後が逆に入っており確認を要した。 ⑨前日のことについて訪問時に，「部屋を乱雑にしているから，（財布が）わからなかった。」と，自分の行動を顧みて評価することできている。	A氏の病状悪化のサインは，ストレスがかかったときの異常な興奮に伴う怒号と甚だしい浪費である。現在は，彼氏から楽しそうなイベントが提案されると少々興奮がみられるが，自分から提案したことであれば気持ちをコントロールすることができている。処方薬も自分に合っていると感じており，確実に服用されている。また，ストレスを感じたり，不安なことが発生したりすると，訪問看護師に相談し，コミュニケーションが良好であり，監視されているようだとの発言もない。 　以上より，受診直後のタイミング（週1回）で訪問看護を継続し，計画された全具体策を実施し，期待される成果を得る。確実な受診と服薬，訪問看護師が中心となった相談により，症状の再燃を予防し，A氏が楽しく生活を送ることができると考える。
⑫買い物や食べたものについて尋ねると，「レトルトカレーが88円と安いから買って，ヘルパーさんと一緒に炊いたご飯にかけて食べたよ。」と話される。安くて1食になるものを選んで食べているが，炭水化物に偏っている。 ⑮体重：72 Kg，BMI：30.4，前回と比較して増減はなかった。SMBGの手技は安定しており，FBS：122 mg/dlであった。糖尿病療養手帳の記載より，FBS：120 〜 140 mg/dlで浮動が少なかったので，「A氏，やりましたね！　この調子だと食事を楽しみながら毎日1回は工夫できそうですね。」と努力を認めると，A氏も笑顔になった。	今週は，A氏なりに努力して，1日1回は食事を工夫し，かつその結果，血糖値が安定していることに満足している様子であった。かつての暴飲暴食をしていた状況から，少しずつではあるが考えて食事を摂るようになってきている。糖尿病の3大療法を継続しなければ血糖値が安定しないことを説明し，今後も次回訪問までの1週間の食行動の振り返りと目標設定を行っていく。

仙骨部および右踵部に褥瘡のある事例
「妻と２人暮らし　週２回　60分　訪問看護利用」

事例の概要

施設名　　○○訪問看護ステーション

氏　名（イニシャル）	年齢：　70代後半	
A氏	性別：　男性　　　　職業：	

訪問看護の利用のための保険の種類：医療・　[介護]　・　その他（　　　　　　　）
介護度：要支援　1・2　要介護　1・2・3・4・[5]・非該当
障害等の認定：1種1級（両下肢の著しい障害及び体幹機能障害）
日常生活自立度：　　自立　J1　J2　A1　A2　B1　[B2]　C1　C2
認知症高齢者の自立度：　　自立　Ⅰ　Ⅱa　[Ⅱb]　Ⅲa　Ⅲb　Ⅳ　M

主たる傷病名： アルツハイマー型認知症，廃用性症候群，褥瘡（仙骨部 DU，右踵部 DU），慢性心不全，心房細動，誤嚥性肺炎，腰部脊柱管狭窄症，骨粗鬆症，高血圧，動脈硬化症
傷病の経過と現在の病状・治療状況： 数年前物忘れ外来を受診し上記診断。2年前に自宅マンション玄関前で転倒してから活動性が低下し，居間のソファで臥床がちに過ごすうちに廃用性症候群が進行し，寝たきり状態となった。1か月前に両側誤嚥性肺炎を発症，うっ血性心不全，胸水貯留を来し，約1か月の入院加療。肺炎発症時に仙骨部および右踵部に褥瘡を生じた。誤嚥性肺炎，うっ血性心不全は抗生剤と利尿剤の投与で WBC 7,500/μL，CRP 1.7 mg/dL まで下降，BNP 300 pg/mL とやや高いが胸水は消失し，心房細動含め症状が落ち着いたため，以後は在宅療養に移行し，心不全の増悪予防，誤嚥性肺炎の再発予防，褥瘡処置を訪問診療と訪問看護でフォローすることになった。

サービスの利用状況（公的なサービス・非公的なサービスや支援など）

時間帯 ＼ 曜日	月	火	水	木	金	土	日
AM	訪問介護	デイケア	訪問介護	デイケア	訪問介護	デイケア	
PM	訪問看護	デイケア	訪問診療（隔週）	デイケア	訪問看護	デイケア	

家族構成〈キーパーソン：妻〉	その他
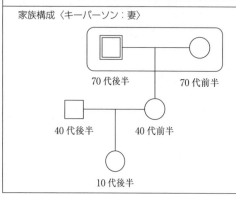	主介護者は妻。家事一切を担う。本人との体格差が大きく，本人が協力すればおむつ交換や体位変換は何とかできるが，車いす移乗などの身体介護は一人では難しい。 長女夫婦と孫は近隣のO市に在住。定期的に訪問して支援してくれる。

事例の詳細情報

1 現在の治療状況

病　　　　名	アルツハイマー型認知症，褥瘡（仙骨部 DU，右踵部 DU），慢性心不全，心房細動，誤嚥性肺炎
訪 問 診 療	隔週水曜日　午後
服　　　　薬	朝1回服用（ドネペジル（5）1 T，エプレレノン（12.5）1 T，フロセミド（10）1 T，トランドラプリル（1）1 T，ジゴキシン（0.125）1 T，ワルファリンカリウム（1）1 T）
褥 瘡 処 置	仙骨部，右踵部に NPUAP Ⅲ度（皮下脂肪に至るものの骨，腱，筋肉は露出していない全層皮膚欠損）の褥瘡があり，病棟では毎日以下の処置を実施。エアマットを使用し，体位変換（日中4時間ごと，夜間6時間ごと）も実施。 仙骨部（壊死組織にスルファジアジン銀クリーム，瘡周囲発赤部分にヨウ素含有軟膏を塗布，吸収型ドレッシング材を貼付） 右踵部（壊死組織にヨウ素含有軟膏を塗布し吸収型ドレッシング材を貼付）
退院時の 主治医の説明	入院時，両側誤嚥性肺炎（WBC 18,000/μL，CRP 8 mg/dL），うっ血性心不全（BNP 1,406 pg/mL），心房細動があり，胸水貯留。約1か月の入院加療で，誤嚥性肺炎および心不全はほぼ改善（WBC 7,500/μL，CRP 1.7 mg/dL，BNP 300 pg/mL）したため，退院して在宅療養に移行する。今後も誤嚥性肺炎を繰り返したり，心不全が増悪したりする可能性があり，摂食嚥下機能障害に配慮した食事管理，服薬管理が必要なので，訪問診療と訪問看護でフォローしていく。 入院時より仙骨部および右踵部に壊死組織を伴う NPUP Ⅲ度の褥瘡があり，皮膚科医指示の下，処置を継続中。 もともと顎関節の習慣性脱臼があり，入院中も欠伸をきっかけに何度か脱臼し，整形外科医が整復していた。習慣性脱臼であり，痛みはほとんどないが，放置すると整復困難になるので，速やかに整復する必要がある。訪問看護師が整復を行ってもよい。

2 既往歴と現在の症状

既　　　　往	廃用性症候群，腰部脊柱管狭窄症，骨粗鬆症，高血圧，動脈硬化症。
歩　　　　行	2年前に自宅で転倒してから廃用性症候群が進み，寝たきり状態。
姿　　　　勢	車いす座位の保持やベッドをギャッチアップした長座位保持は可能。
動　　　　作	
表　　　　情	感情表現可能。
言　　　　語	呂律の回り難さはあるが，会話可能。
自律神経症状	
認 知 症 状	アルツハイマー型認知症による記憶障害，見当識障害，理解力・判断力の低下がある。デイケアでの出来事について，一部曖昧な部分はあるが，話すことができる。体調不良時には，夜間，易怒性やせん妄を併発することがある。

3 日常生活状況及び介護状況

食　　　　事	セッティングするとTVのニュースを見ながら，自分で摂取。妻の作った食事（全粥・軟菜・刻み・とろみ付）をほぼ全量摂取。とろみを付けた汁物も嫌がらずに食べ，むせはないが，嫌いなものは吐き出すことがある。
排　　　　泄	家ではおむつ排泄。デイケアでは車いすでトイレに移動し，全介助でトイレ移乗し排泄。座位保持不安定なため，常時見守りが必要。
睡　　　　眠	眠剤使用せず，22時に眠り朝5時に目覚める。夜間に目覚めて騒ぐことなくよく眠っている。睡眠時無呼吸症候群（疑い）を指摘されたことがあるが，認知症で検査困難なため何もせず現在に至っている。
清　　　　潔	デイケアで機械浴。朝，妻の介助で義歯を外し，セッティングすると，自力で洗面・歯磨きする。
移　　　　動	自力での寝返りはできず，体位変換や移乗は全介助。体位変換は本人の協力があれば妻の介助で可能。体格差が大きく，妻一人では車いす移乗は移動困難。移動は車いす。
更　　　　衣	全介助。
コミュニケーション	呂律障害があり聴きとりづらいが，視覚や聴覚の著しい障害はなく，デイケアのスタッフやヘルパーと会話できている。
過 ご し 方	週3回デイケア利用。嫌がらずに通所継続。集団活動には参加しないが，個別リハビリを受けたり，スタッフと表情良く会話しながら車いすで過ごしている。週3回訪問介護利用。ヘルパーと世間話をしながら保清を受ける。サービスのない日は，午睡したり，TVをみたりして過ごす。

4 介護者（妻）の状況

　結婚以来専業主婦として家事一切を担っている。小柄な体格で，介護力は小さい。本人の協力が得られれば，一人でおむつ交換や陰洗，体位変換できる。夜間は協力が得られないことが多く，無理に起こすと怒りだすこともあるため，パットの交換のみとし，体交枕をずらす程度にしている。訪問看護利用中，妻は買い物に出かける等の用事をしたり，自分の時間を過ごしたりしている。

5 夫婦の関係

　本人は昔ながらの亭主関白。妻との会話は短いが穏やかで，夫婦仲は良好。ケアには協力的だが，時々怒りっぽいことがある。妻は，時々本人の怒りっぽさについて，ケアマネジャーに愚痴を漏らすことがある。

6 家庭内の役割

　仕事一筋に生きてきた。亭主関白で，家族の大事なことは自分で決めてきた。今は妻が本人の意向を聞き，長女に相談しながら，大事なことを決めている。

7 社会資源活用状況

　居宅サービスを利用し，出来るだけ介護負担を軽減して，在宅療養を継続したいと考えている。

訪問診療：G内科クリニック　隔週水曜日

ケアマネジャー：H居宅介護支援事業所I氏（介護福祉士）

訪問看護：週2回　月・金　各60分の訪問　訪問看護ステーションJ

訪問介護：週3回　月・水・金　各60分身体介護

デイケア：週3回　火・木・土

福祉用具貸与：介護用ベッド，褥瘡予防エアマット，ベッド柵，オーバーベッドテーブル，車いす

居住市の高齢者等おむつサービス事業（月6,500円分支給）を利用。

近所に住む古い友人が時々訪問してくれる。その時は30分位談笑して過ごす。

8 経済状況

介護保険（要介護5，負担割合1割）

医療保険（後期高齢者医療　負担割合1割）

身体障がい者手帳1種1級（両下肢の著しい障害および体幹機能障害）

重度心身障がい者医療費受給者証

厚生年金（月額約25万円）

9 病気に対する理解

本人，家族ともに医師から病状説明を受けている。本人は認知症があり，病状についてどの程度理解しているか不明。家族は，心疾患があり，肺炎を繰り返し，褥瘡もある本人の在宅療養に不安を抱いているが，入院したくないという本人の気持ちを尊重して，訪問診療と訪問看護を利用して，出来るだけ家で看てあげようと思っている。

10 住環境

築20年の11階建てマンションの2階に居住（持ち家3LDK）。部屋にはほとんど段差がなく，廊下は車いす移動に十分な幅がある。住宅改修を利用して，トイレ，浴室に手すりを設置済み。

台所から見渡せる居間に介護用ベッドを置き，妻は隣の和室で寝ている。居室には介護用品やおむつなどが整頓されて置かれ，掃除は行き届いている。

マンションの入り口にはスロープが設置され，玄関からエレベーター，部屋までの経路に段差はない。

JR駅に近く，近隣にはスーパー，郵便局，青果店，コンビニエンスストア，薬局，ホームセンター，歯科医院，総合病院などがある。

訪問看護利用者を対象とした必須アセスメントシート

<u>　　　A　　　</u>　様

住所　　○○○　　　　　　　　電話番号，緊急連絡先　　△△△ - △△△△

領　域	視　　点	情　　報	
A 基本情報	・どこに，誰と，どんな住宅に住み，どんな仕事をしているのか等を全体的に把握する。 ・在宅で療養生活を送る上で，住居や周囲の地域環境，医療やサービスにかかる費用，経済状況などを把握し，負担はないか判断する。	家族構成	A氏：70代後半　男性 要介護5 自宅で2人暮らし 妻：70代前半（同居） 長女：40代後半，就労あり，市内在住（別居）。夫（会社員），息子（大学生）と3人暮らし。
		経済	後期高齢者医療（負担1割） 身体障がい者手帳1種1級（両下肢の著しい障害および体幹機能障害） 重度心身障がい者医療費受給者証 高齢者等おむつサービス受給
			厚生年金
		住環境	マンションの2階3LDK（持ち家）に居住。台所から見渡せる居間に介護用ベッドを置き，妻は隣の和室で寝ている。各部屋には段差がなく，廊下は車いす移動に十分な幅がある。住宅改修を利用して，トイレ（洋式・ウォシュレット付），浴室に手すりを設置済み。マンションの入り口にはスロープが設置され，玄関からエレベーター，部屋までの経路に段差はない。
		地域環境	JR駅に近く，近隣にはスーパー，郵便局，青果店，コンビニエンスストア，薬局，ホームセンター，歯科医院，総合病院などがある。
			自然環境の情報なし
B 療養者の健康状態	・現在，どのような症状が出現しているのか，どのような治療が必要なのかを把握する。 ・その症状によって日常生活のなかで影響を及ぼしている部分はどの部分なのかを把握する。 ・医療状況，生物身体面の機能だけではなく，精神面の機能も含めて，全体の健康状態を把握する。 ・本人の疾患，治療状況，症状，日常生活行動と各項目を把握するとともに，包括して全身状態を把握する。	医療状況	①既往歴 廃用性症候群，腰部脊柱管狭窄症，骨粗鬆症，高血圧，動脈硬化症
			②現病歴 アルツハイマー型認知症，褥瘡（仙骨部DU，右踵部DU），慢性心不全，心房細動，誤嚥性肺炎
			③主治医，治療方針 誤嚥性肺炎および心不全は概ね改善したため，在宅医療に移行（WBC 7,500/μL，CRP 1.7 mg/dL，BNP 300 pg/mL）。今後も誤嚥性肺炎再発，心不全再増悪の可能性あり，誤嚥および感染予防と食事管理，服薬管理が必要。仙骨部，右踵部にNPUAP Ⅲ度の褥瘡があり，除圧と処置継続が必要。
			④受療状況 退院後，2週毎の訪問診療と週2回60分の訪問看護。 ・服薬は一包化され，朝1回の服用： ドネペジル（5）1 T， エプレレノン（12.5）1 T， フロセミド（10）1 T トランドラプリル（1）1 T， ジゴキシン（0.125）1 T， ワルファリンカリウム（1）1 T/1×朝 ・仙骨部，右踵部にNPUAP Ⅲ度の褥瘡があり，壊死組織を伴う。エアマットと体位変換で除圧を図り，皮膚科医の指示の下，軟膏処置により感染予防と壊死組織の化学的デブリドメントを実施中。 仙骨部：壊死組織にスルファジアジン銀クリーム，瘡周囲の発赤部分にヨウ素含有軟膏を塗布，吸収型ドレッシングを貼付。 右踵部：壊死組織にヨウ素含有軟膏を塗布，吸収型ドレッシングを貼付。

【アセスメント】

記入者：　　　　　　　　日付：　年　　月　　日

アセスメント内容	アセスメント結果
・70代前半の妻が主介護者。市内在住の長女は就労しており，介護参加は困難。大事なことを決める時の相談や，妻のサポートをしてくれる。妻の健康状態について，情報収集する必要がある。 ・夫の厚生年金により生計を立てている。平均的な厚生年金は月額25万円である。医療費は，後期高齢者医療であり，居住市の重度心身障がい者医療費助成も受けている。前者の所得区分，負担割合，自己負担上限額，および後者の一医療機関当たりの自己負担上限額を確認し，医療費負担を確認する。また，身体障がい者手帳1種1級を所持しており，税の減免控除や交通費助成が受けられる。 ・寝たきり状態だが，介護用ベッドを利用し，食事などの体位，安楽な体位を確保することができる。 ・マンションの玄関から自宅までのアプローチ，居室内はバリアフリーである。介護サービスによりベッドから車いすに移乗し，介護タクシーや通所送迎車を利用して，通院や通所が可能である。 ・近隣に，スーパー，青果店，コンビニエンスストア，薬局，ホームセンター，歯科医院，総合病院，郵便局などがあり，生活・介護用品の購入や金融機関など生活に必要な社会資源へのアクセスは良好。 介護時間の合間に妻が用事を済ますことができるか確認する。また妻の通院の有無も確認必要。 ・地区のハザードマップを確認する。	A氏の病状の悪化や妻の健康状態の悪化により，介護負担が増加する可能性がある。
・A氏は2年前に自宅で転倒してから廃用性症候群が進み，寝たきり状態なった。 ・数年前に物忘れ外来でアルツハイマー型認知症の診断を受けた。現在，夜間せん妄やBPSDにより日常生活にどの程度の支障が生じているのか，介護負担への影響を妻から聴取し把握する必要がある。 ・誤嚥性肺炎の再発を繰り返す可能性があることから，嚥下機能に合わせた食形態と介助方法，水分や栄養バランスの管理と服薬管理をしつつ，異常の早期発見，対処に努める必要がある。 ・慢性心不全は退院できるレベルに改善したとはいえ，依然，BNP高値であり心臓の負担が大きい状態であり，塩分制限等の食事管理，排泄管理，内服管理が必要。また，再増悪の早期発見・早期対処に努める必要がある。 ・抗凝固剤 ワルファリンカリウム服用中であり，歯茎の出血，血痰，鼻血，皮下出血，血尿などに注意し，出血が見られたら医師に報告して指示を仰ぐ必要がある。PT-INR値1.6を目標に用量調節されており，確実な内服と食事の注意事項（納豆やクロレラ，青汁は禁止）を遵守する。また，NSAIDsの服用など様々な要因で抗凝固作用が変動するため，定期採血結果を適宜確認し，易出血傾向に注意する。歯科治療に際しては情報提供する。 ・褥瘡の増悪・再発要因として，やせによる褥瘡易形成部位の骨突出，長時間の臥位，半座位，車いす座位による同一部位の圧迫，介護力不足による体交やおむつ交換の際のずれや摩擦，本人の協力が得られないことによる体交回数減少，おむつ常用による，湿潤，汚染，摩擦などの皮膚脆弱化要因，黒色壊死組織による褥瘡の治癒過程の遷延などが考えられる。	仙骨部と右踵部にそれぞれDESIGN-R：DUの褥瘡があり黒色壊死組織を伴う。黒色壊死組織による瘡の治癒過程の遷延が見込まれる。経過を観察判断し，適宜皮膚科医に報告して，指示の処置を在宅で継続する必要がある。 誤嚥性肺炎の再発や慢性心不全の再増悪の可能性があり，異常の早期発見，早期対処が必要。 アルツハイマー型認知症および廃用性症候群があるA氏は，生活リズム，睡眠覚醒のリズムの混乱や，感染症，脱水などの要因により，せん妄を発症しやすい可能性がある。

領　域	視　　　点		情　　　報	
B 療養者の健康状態		生物身体機能	⑤バイタルサインズ 初回訪問時（退院3日後） 血圧 140/88 mmHg，脈拍 74 回/分（リズム不整：結滞数回/分），随伴症状（喉や胸の不快感や動悸など）の訴えなし，浮腫なし。体温 36.8℃，SpO₂ 97〜98%（室内気），呼吸 14 回/分。咽頭部に痰がらみあるが，気管支呼吸音，両肺野の肺胞音良好で，副雑音は聴取されず。促すと咳払いして，痰をティッシュに吐き出している。	
			⑥身長，体重とその変動 身長 168 cm，体重 50 kg（退院時）	
			⑦栄養状態：BMI 17.7 退院時栄養指導：嚥下機能の低下あり，全粥・軟菜・刻み・とろみ食 1,400 kcal，塩分 6 g（高心食）。 退院後は妻が調理した食事を自力でほぼ全量摂取。汁物にはとんかつソース程度のとろみをつけ，むせはない。	
			⑧アレルギー ・食物アレルギー，薬物アレルギーなし。	
			⑨歯・口腔内 ・上下総義歯。夕食後に外して洗浄，口腔ケアし，再装着して就寝。起床後に外して洗浄，口腔ケアし，再装着して食事する。 ・欠伸をきっかけに顎関節脱臼することがある。放置すると整復困難になり，また，唾液誤嚥のリスクも生じるため，臨時訪問して整復するする必要がある。	
			⑩排泄 ・入院中は，GE 施行して毎日排便，2 人介助でおむつ交換していた。 ・妻は本人に比べ体格が小さい。尿取りパッド交換の場合は，妻一人でも交換可能だが，尿・便汚染を伴うおむつ交換は，本人が怒って協力してくれないことがあり困難。 ・デイケアでは，介助でトイレ排泄を練習中。	
			⑪皮膚・清潔 仙骨部および右踵部に褥瘡（NPUAP Ⅲ度）があり，毎日の処置が必要。 月金　：訪問看護 火木土：デイケア 水日　：妻	
			⑫疼痛 痛みの訴えはない。	
			⑬麻痺，拘縮，バランス ・両下肢の著しい障害および体幹機能障害があり，立位保持不能，座位保持不安定。	

アセスメント内容	アセスメント結果
・発熱なく，SpO₂低下なし。呼吸音良好で，著明な肺雑音聴取されず。痰がらみあるが適宜声掛けし喀出できている。血圧やや高め。不整脈はあるが血圧低下や随伴症状なく経過観察。気道感染や心不全の徴候見られず。	
・BMI 17.7（退院時）。誤嚥性肺炎およびうっ血性心不全で約1か月の入院加療（絶食期間含む）による体重減少がある。やせによる易褥瘡形成部位の骨突出，筋力低下による活動耐性の低下，低栄養状態による褥瘡治癒遷延および免疫機能の低下などのリスクが考えられ，バランスの良い栄養摂取と活動の維持が必要。 ・退院後は妻が調理した食事を自力でほぼ全量食べている。汁物にはとんかつソース程度のとろみをつけ，むせはない。	廃用性症候群および低栄養に伴うやせにより褥瘡易形成部位に骨突出がある。
・起床後に口腔ケアし，義歯を再装着して食事している。 ・義歯を装着して咀嚼嚥下できている。 ・食後の口腔ケアを励行し，口腔内保清できている。 ・就寝時の再装着は，舌の位置を保持して気道を確保し，唾液の誤嚥を予防し，顎関節を保持し脱臼を予防するなどの効果を見込む。	口腔ケアおよび義歯装着により，食前に摂食嚥下機能の準備運動できている。
・寝たきり状態による骨盤底筋の筋力低下，水分摂取の不足などにより，便秘に傾く可能性がある。心負荷を増大させないためにも，食事内容や水分摂取，必要時緩下剤によって排便リズムを整え，2日以上排便がなければ訪問看護時に排便処置（GE，腹部マッサージ，摘便など）施行する必要がある。 ・日中に排便があるように，夜間は尿取りパットの交換のみで済むようにコントロールし，妻の介護負担を増大させないことが必要。 ・排便，排尿による長時間の汚染・湿潤は，陰臀部の皮膚の脆弱化を来し，仙骨部褥瘡の治療遅延や再発の要因となる。	妻の介護力不足により，体交時やおむつ交換時にずれや摩擦を生じ易い。
・仙骨部および右踵部褥瘡の増悪・再発原因として以下が考えられる。 寝たきり状態で，就寝時自力での寝返りが困難。 日中床上半座位で過ごす時間が長く，同一部位（仙骨部および右踵部）を圧迫。 廃用性症候群に伴いやせが進み，褥瘡易形成部位の骨突出がある。 身体が小さく，介護力の小さい妻が頻回に体位変換するのは困難であり，変換時にずれや摩擦を生じる可能性がある。 おむつを常時着用しており，湿潤，汚染，摩擦などにより皮膚が脆弱化し易い。 誤嚥性肺炎が再燃すると，随伴する発熱，発汗と適時に更衣できないことによる皮膚湿潤や汚染により皮膚が脆弱する可能性。 睡眠の中断や肺炎などの感染症状により誘発されたせん妄，認知症に伴う易怒性などにより，おむつ交換や体位変換が困難となる可能性。 ・褥瘡処置の継続：妻が継続して実施できる処置内容に組み立て直して指導し，ケア継続できていることを認め労う。DESIGN-Rで褥瘡の治癒経過を観察し，妻と共有する。増悪傾向がみられる場合は，主治医および皮膚科医に報告し，指示を受けるとともに，必要時，特別訪問看護指示書を交付してもらい，頻回の訪問看護に切り替えて対処する必要がある。	
・脊柱管狭窄症の既往あるが，疼痛の訴えはない。 ・上肢機能や補助具を使用して体幹保持機能を補完し，座位からの転倒転落を予防する必要がある。 ・トイレや車いす移乗に全介助必要。車いす座位，セミファーラー位・端座位の際，体幹保持のための補助具（クッションや手すりなど）が必要。トイレでの座位時には，自分で手すりにつかまってもらい保持し，見守り必要。	

領　域	視　点		情　報
B 療養者の健康状態		**生物身体機能**	⑭意識レベル ・アルツハイマー型認知症のため，時間や場所の見当識は曖昧。 ・デイケアのスタッフやヘルパーと会話できている。 ・体調不良時には，時々夜間途中覚醒してせん妄となり意思疎通困難となることがある。
			⑮感覚機能 ・視覚，聴覚の障害はない。 ・嫌いなものは吐き出すことがある。
			⑯ADL/IADL ・移動：移乗全介助，車いす移動。 ・排泄：デイケアでは車いすでトイレに移動し，全介助でトイレ移乗し排泄。座位保持不安定なため，常時見守りが必要。家では妻一人では移乗させられないため，おむつ排泄。 ・食事：妻がベッドギャッチアップして半座位にし，枕で頸部前屈位に体制を整えると，自力で摂取。嚥下機能の低下はあるが，全粥・軟菜・刻み・とろみ付の食事を妻が作り，むせなく摂っている。 ・入浴：週2回デイケアで機械浴。 ・睡眠：眠剤使用せず，22時に眠り朝5時に目覚める。夜間に目覚めて騒ぐことなくよく眠っている。 ・活動・参加：週3回嫌がらずにデイケア通所。集団活動には参加しないが，スタッフと表情良く会話しながら車いすで過ごしている。
		精神機能	⑰精神状態，意識，知能 ・週3回訪問介護利用。ヘルパーと世間話をしながら保清を受ける。
			⑱認知 呂律の回りにくさはあるが，表情良く会話し，意思疎通可能。
			⑲記憶・記銘 ・一部記憶に曖昧な部分はあるが，デイケアでの出来事について話すことができている。
			⑳見当識 ・週2回，嫌がらずにデイケア通所できている。
			㉑知覚，思考，感情，気分，意欲，行動
C 療養者の心理社会機能	・本人の日常生活を全体的に把握する。 ・生活時間，生活習慣など，どんな生活をしているのか，どんなふうに療養生活を送り，どんな思いで暮らしているのか，本人の生活，人生等を把握する。 ・本人の家族に対する思い，周りの人々との交流や社会とのつながり，本人の大切にしていること等，その人の価値観，QOLを考える。	**暮らし方**	㉒活動範囲
			㉓生活習慣，生活リズム

	月	火	水	木	金	土	日
AM	訪問介護	デイケア	訪問介護	デイケア	訪問介護	デイケア	
PM	訪問看護	デイケア	訪問診療 （隔週）	デイケア	訪問看護	デイケア	

・朝5時に目覚め，妻がおむつ交換。ベッド90度にギャッチアップし，介助で義歯を外すと，自力で洗面・歯磨きする。義歯を再装着し，オーバーベッドテーブルに食事をセットすると，TVのニュースを見ながら，自力で朝食を摂る。
・サービス利用のない日は，午睡したり，TVをみたりして過ごす。
・デイケア：集団活動には参加しないが，個別リハビリを受けたり，ケアワーカーと談笑して過ごす。
・訪問介護：清拭・陰洗・おむつ交換・口腔ケア・更衣などを受けながら，機嫌よく会話している。
・本人は昔ながらの亭主関白で，妻との会話は短いが穏やかで，夫婦仲は良好。ケアには協力的だが，時々怒りっぽいことがある。

㉔生活意欲

アセスメント内容	アセスメント結果
・普段接する人の認識はよく，場面に応じた会話は可能。 ・日時や場所，食事などの日常生活行動やデイケアなどその日の活動予定について適宜声掛けして，意識づけ，見当識を維持することが必要。 ・昼夜のリズムを整え，体調を安定させて，夜間の睡眠を確保する。 ・本人の排泄パターンに合わせておむつ交換することで，夜間の中途覚醒回数を減らし，睡眠を維持して，夜間せん妄のリスクを減らす。 ・味覚も，嫌いな味がわかる程度に維持。	
・昼夜のリズム，日常生活行動のリズムは安定している。見当識の混乱や夜間せん妄，易怒性などのエピソードなし。	おむつを常用しており，湿潤，汚染，摩擦など，皮膚を脆弱化させるリスクがある。 臥位，半座位および車いす座位により同一部位を長時間圧迫しやすい。 妻の介助で半座位・頸部前屈位に体位を整え，妻が調理し用意した全粥とろみ食をセットすると，自力でむせなく摂取できている。 週3回のデイケア通所継続により，生活リズムを整え，活動耐性および社会性の維持・向上が見込める。
・短期記憶障害はあるが，家族や介護スタッフとの会話は維持され，食事も一部介助で行えている。 ・現時点で，幻覚，妄想，抑うつ，意欲低下などの精神症状や徘徊，興奮などの行動異常のエピソードはない。	

領 域	視 点		情 報
C 療養者の心理社会機能		社会交流	㉕外出の機会，頻度 ・週3回デイケアに通所。
			㉖コミュニケーション能力 ・呂律の回りにくさや短期記憶障害はあるが，表情良く会話し，意思疎通可能。
			㉗友人・知人との交流 ・近所に住む友人が時々訪問してくれる。その時は30分位談笑して過ごす。
		選択の意思	㉘療養生活への意思，意欲，希望，不安
			㉙自己の疾患，障がいに対する認識
			㉚生活の楽しみ，はり
		家族への想い	㉛家族員，家族全体への思い
			㉜家族内の自己の存在に対する認識
			㉝介護を受けていることへの思い
D 家族と介護の状況	・家族全体の健康状況，家族のもつ力を把握する。 ・家族成員それぞれの健康と生活を考える。 ・介護者がいる場合，その内容について把握する。	家族の状況	㉞家族同士のコミュニケーション
			㉟決定権をもつ人
			㊱ストレスと問題対処，適応の状況
		家族の介護力	㊲主介護者，キーパーソン 主介護者は妻。長女夫婦が支援してくれるが，介護参加はできない。
			㊳介護者の健康 情報なし。
			㊴介護者の1日の生活リズム ・妻が家事全般を担っている。 ・妻一人でおむつ交換や体位変換，褥瘡処置（水・日）を担っている。 ・訪問看護利用中，妻は買い物に出かける等の用事をしたり，自分の時間を過ごしている。
			㊵介護知識と技術 ・心疾患があり，肺炎を繰り返し，褥瘡もある本人の在宅療養に不安がある。
			㊶介護の動機，継続意思，介護観 ・入院したくないという本人の気持ちを尊重して，訪問診療と訪問看護を利用して，出来るだけ家で看てあげようと思っている。
E 社会資源の利用	・社会資源に対する利用の仕方を把握する。 ・現在利用のサービスに対する充足度や満足度などを把握する。	利用状況	㊷介護保険のサービス 訪問看護：週2回　月・木　各60分の訪問　訪問看護ステーションJ 訪問介護：週3回　月・水・金　各60分身体介護 デイケア：週3回　火・木・土 福祉用具貸与：介護用ベッド，褥瘡予防エアマット，ベッド柵，オーバーベッドテーブル，車いす
			㊸介護保険外のサービス 充足度，満足度
本人の主訴や要望			「入院は嫌だ。やっぱり家が一番だ。」
家族の主訴や要望			「肺炎が心配。心臓も悪いし，床ずれもあるし，入院してくれると安心。でも我慢して入院している人ではないから，訪問診療や訪問看護を利用してできるだけ家で看てあげようと思う。」
これからの生活，ケアについての希望			

アセスメント内容	アセスメント結果
・元気な時は A 氏が大事なことを決めてきたが，寝たきりとなってからは，妻が長女と相談しながら様々なことを決めている。 ・主介護者は妻。家事もすべて担っている。 ・妻の健康状態についての情報は不足しており，聴取必要。 ・妻は，入院したくないという A 氏の思いを尊重し，利用可能なサービスは利用して，出来る限り家で看てあげようと思っているが，不安を感じている。	妻は，おむつ交換や体位変換など一人での介護と，心疾患や誤嚥性肺炎再発のリスク，褥瘡の処置が必要な A 氏の介護に不安と負担を感じている。本人の体調と排泄リズム，昼夜のリズムを整え，妻が実施継続可能な褥瘡処置方法にして，妻の介護負担が増加しないようにする必要がある。
要介護 5（区分支給限度基準額　36,217 単位） 訪問看護：821 単位× 8 回＝ 6,568 単位 訪問介護：396 単位× 12 回＝ 4,752 単位 デイケア：1,739 単位× 12 回＝ 20,868 単位 福祉用具貸与：3,000 単位（ベッド 1,100，褥瘡予防エアマット 900，3 点ベッド柵 150，オーバーベッドテーブル 50，車いす 800） 　　　　　　　　　　　　　　　　　　　　　介護保険合計 34,588 単位 訪問診療：隔週 居住市の高齢者等おむつサービス事業（月 6,500 円分支給）を利用。 社会参加：近所に住む友人が時々訪問してくれる。	

訪問看護利用者を対象とした必須アセスメントシート【統合】

<u>　　　　A　　　様</u>

アセスメント結果
仙骨部と右踵部にそれぞれ DESIGN-R：DU の黒色壊死組織を伴う褥瘡があり，毎日の処置継続が必要。

褥瘡の発生・増悪要因
廃用性症候群および低栄養に伴うやせにより褥瘡易形成部位に骨突出がある。
臥位，半座位および車いす座位により同一部位を長時間圧迫しやすい。
妻の介護力不足により，体交時やおむつ交換時にずれや摩擦を生じ易い。
おむつを常用しており，湿潤，汚染，摩擦など，皮膚を脆弱化させるリスクがある。

アルツハイマー型認知症および廃用性症候群がある A 氏は，生活リズム，睡眠覚醒のリズムの混乱や，感染症，脱水などの要因により，せん妄を発症しやすい。

妻の介助で半座位・頸部前屈位に体位を整え，妻が調理し用意した全粥とろみ食を，自力でむせなく摂取できている。

口腔ケアおよび義歯装着により，食前に摂食嚥下機能の準備運動できている。

週 3 回のデイケア通所継続により，生活リズムを整え，活動耐性および社会性の維持・向上が見込める。

妻は，おむつ交換や体位変換など一人での介護と，心疾患や誤嚥性肺炎再発のリスク，褥瘡の処置が必要な A 氏の介護に不安と負担を感じている。本人の体調と排泄リズム，昼夜のリズムを整え，妻が実施継続可能な褥瘡処置方法にして，妻の介護負担が増加しないようにする必要がある。

必要な居宅サービスを使って介護を継続しようという思いがあり，訪問看護，訪問介護，デイケアを利用できている。

優先順位を考慮　※実在，リスク，ウェルネス型を考慮

記入者：　　　　　　　日付：　年　　月　　日

統合	健康課題
医療状況 妻が実施しやすい褥瘡処置および予防方法にし，継続して実施できるよう支援する。また，症状の変化に早期に気づき，対応できるよう支援する。	＃1　医療者および居宅サービスと相談・協力しながら，栄養状態を維持し，全身の清潔を保ち，おむつ排泄による皮膚障害を予防し，易褥瘡形成部位の除圧を図り，指示の褥瘡処置を継続して，仙骨部，右踵部褥瘡を治癒できる。
機能面 嚥下障害により，誤嚥性肺炎の再発リスクがある。適切な食事形態と，妻の一部介助による経口摂取にて，現在むせ少なく栄養摂取できている。摂食前の嚥下リハビリおよび摂食後の口腔保清により，誤嚥性肺炎の予防，および摂食嚥下機能の維持・向上を図っていけるよう支援する。	＃2　嚥下リハビリと口腔保清，適切な食事形態と介助方法，摂食姿勢により，誤嚥性肺炎の再発を予防しながら栄養状態を維持できる。
生活面 認知機能，活動耐性の低下があるが，訪問介護，デイケアを利用しながら，妻の介護により，保清，排泄，食事，日常生活行動を維持している。感染症や脱水，睡眠覚醒のリズムの変調とそれに伴って起こるせん妄の発症を予防して，生活機能を維持できるよう支援が必要。	＃3　居宅サービスと相談・協力しながら，日常生活行動および生活リズムを維持し，自分でできる動作を増やして，A氏が毎日を表情良く過ごせる。 ＃4　四肢体幹の筋力が回復・安定し，介助での移乗動作を再獲得して，少しの介助で転倒転落なく安全に車いす移乗できる。
家族状況 高齢で体の小さい妻一人の介護であるが，必要な居宅サービスを使って，出来るだけ在宅療養生活を継続したいとの思いがある。A氏と妻の思いを尊重し，配慮しながら，適切なサービス利用ができるよう，支援していく。 妻の精神的負担，介護負担が増強しないよう，褥瘡の治癒過程が順調に進み，誤嚥性肺炎の再発を予防し，夜間せん妄を起こさないように支援していく。また，妻が自身の健康を管理し，自分の時間も持てるよう，支援していく。	＃5　生活リズム，睡眠覚醒のリズムを維持し，感染症や脱水を予防して，せん妄や認知症BPSDを起こさずに毎日を過ごせる。 ＃6　A氏の心身の状態が安定し，妻が自身の健康状態および自分の生活も維持しつつ，適切な居宅サービスを利用することにより介護負担を軽減して，出来るだけ在宅療養を継続できる。

要支援高齢者の事例
［月1回，60分訪問看護利用］

【事例の概要】
A氏　女性　70代前半
大腿骨頸部骨折，骨粗鬆症

　A氏は，令和α年1月，自宅における転倒・大腿骨頸部骨折のため，入院治療を開始することとなった。術後に医師からの勧めにより，介護保険認定の申請を行い，要支援1の認定を受けた。4週間後に骨折に対する治療は終了し，T字杖にて令和α年2月に退院となった。その後，整形外科の通院を継続し，骨粗鬆症に対する内服治療（週1回・起床後：アレンドロン酸ナトリウム水和物35 mg）や，リハビリテーションを実施していた。通院によるリハビリテーションは，令和α年5月に終了しており，杖を使用せずに歩行できる状態まで回復した。医療機関からは，介護保険を用いた通所リハビリテーションを勧められたが，A氏は「高齢者の通う施設は私にはまだ早い。近所の人からサービスを使っていることを知られたくない」と拒否し利用に至っていない。A氏は骨折前まで隣人と互いの家に行き来する仲であったが，骨折後は交流が途絶えている。A氏の日常生活動作は自立しているが，入院治療をきっかけに，体力低下や老いへの悲観的訴えが目立つようになった。本人は転倒前の体重45 kgから転倒後は40 kgまで体重が減少し，通院（1か月に1回）以外の外出はほぼなく，脚力の衰えを自覚している。

　A氏は専業主婦として，夫のB氏の定年後も，X家の買い物，調理，洗濯，掃除など，家事全般を担ってきた。A氏の骨折以降は，食事の準備，洗濯，掃除などをB氏が担っており，長男夫婦が週に1回ほど自宅まで来て，買い物をしてくれている。B氏は糖尿病のため，通院治療を継続している。B氏は，「（A氏に）家事も子育ても家のことはすべて任せてきたから，家事はあまり得意ではないが，Aが大変な今は自分が家事を全部やってあげたい」と考えている。A氏は自分にできる家事は自分でやりたいと思っているが，B氏や長男には言い出すことができていない。A氏は，骨折以前は公共交通機関を乗り継いで，編み物サークルに参加していたが，現在は通うことが億劫になってしまってできていない。サークルに行かなくなったため，編み物で作ったものを披露する場所もなくなり，自宅でもほとんど編み物はしておらず，閉じこもりがちの生活を送っている。

　A氏の閉じこもりがちの生活を心配した長男が地域包括支援センターに相談したことから把握された。要支援者のケアマネジャーでもある地域包括支援センター（指定介護予防支援事業所）の職員がA氏に家庭訪問を行い，療養相談，服薬管理，リハビリテーションを目的に訪問看護が開始されることになった。

【この事例をアセスメントするにあたってのポイント】
1. A氏の閉じこもりのリスクを予防的な視点で考える。
2. X家という家族がA氏の健康や生活に与える影響を考える。
3. 要支援状態におけるADLの維持・改善や，訪問看護サービスから卒業する可能性を考える。
4. 訪問頻度が少ない中でA氏やX家の強みを活かした支援内容を考える。

Ⅰ　基礎的データ

世帯主氏名　　B 氏　　　住所（記載不要）　　　TEL（記載不要）

	氏名	性	続柄	年代	職業または学年
1	A 氏	女	本人	70 代前半	専業主婦
2	B 氏	男	夫	70 代後半	元会社員
3	C 氏	男	長男	40 代後半	会社員
4	D 氏	女	長男の妻	40 代後半	公務員

家族構成図

X 家
Y 市在住

B 氏
70 代後半

C 氏
40 代後半

D 氏
40 代後半

Z 市在住

主治医

内科　E 病院　F 医師
整形外科　G 病院　H 医師

援助のきっかけ・援助経過

　令和 α 年 1 月，自宅における転倒・大腿骨頸部骨折による入院をきっかけに，退院後より体力低下や老いへの悲観的訴えが目立つようになった。本人は通院以外の外出はほぼなく，脚力の衰えを自覚している。

　令和 α 年 5 月，A 氏の閉じこもりがちの生活を心配した長男が，地域包括支援センターに相談したことから，療養相談，服薬管理，リハビリテーションを目的に訪問看護が開始された。

地域環境

・徒歩 5 分圏内に，スーパー，コンビニ，公園などがある。

健康状態	保険種類	同・別居
大腿骨頸部骨折 骨粗鬆症	医療保険（国民健康保険） 介護保険制度（要支援1）	同・別居
糖尿病	医療保険（後期高齢者医療制度） 要介護認定なし	同・別居
健康		同・別居
健康		同・別居

利用している社会資源

・介護保険サービス
　①訪問看護（1回/月）

※ケアマネジャー
　I居宅介護支援事業所　介護支援専門員J氏
　ケアプラン
　　　訪問看護　月1回　（60分/回）
　　　　　　　　（療養相談，リハビリ）
　　　（サービス事業名：訪問看護ステーションK
　　　　　　　　　看護師　L氏　担当）

住居環境

持ち家，2階建て，築40年
玄関の外に，5段の階段がある。
1階には，居間・台所・居室2室，浴室，トイレがある。
2階には，居室2室がある。
現在はほとんど1階で生活している。

Ⅱ　アセスメント

項目	（月／日）情報
Ⅰ基本情報	
●家族構成	〈同居家族〉X 家 Y 市在住 ・A 氏　本人 ・B 氏　糖尿病，要介護認定なし 〈別居家族〉Z 市在住 ・C 氏　長男 ・D 氏　長男の妻 ・長男夫婦に子どもはいない。 ・週 1 回程度，X 家に来て，買い物の手伝いをしている。
●住環境	・持ち家，2 階建て，築 40 年 ・玄関の外に，5 段の階段がある。 ・1 階には，居間・台所・居室 2 室，浴室，トイレがある。 ・2 階には，居室 2 室がある。 ・現在はほとんど 1 階で生活している。 ・徒歩 5 分圏内に，スーパー，コンビニ，公園などがある。
●健康保険	・国民健康保険 ・介護保険　要支援 1（訪問看護月 1 のみ利用）
●経済状況	・夫婦で年金月額 20 万円 ・国民健康保険　3 割負担 ・介護保険　1 割負担
Ⅱ療養者の健康状態	
●医療状況	〈既往歴〉 ・令和 α 年 1 月（71 歳）大腿骨頸部骨折 ・骨粗鬆症：骨折後の検査で判明 ・「令和 α 年に骨折するまで，大きな病気にかかったことがなく，健康診断の結果もいつも良かったので，今回の骨折は最初は驚いた。もう若くないんだと思ってショックだった」 〈受療状況〉 整形外科　1 回/1 か月 （通院によるリハビリテーションは，令和 α 年 5 月に終了，通院時は長男夫婦が送迎していた） 〈服薬内容〉 1 回/週（起床後：アレンドロン酸ナトリウム水和物 35 mg） 〈訪問看護指示書〉 病状の観察，療養相談，服薬管理，リハビリテーション

情報源	分析・解釈・判断
訪問看護記録 サマリー	・X家でA氏は夫のB氏との二人暮らしである。家族の発達課題は，老年期にあり，夫婦で安定した老後のための生活設計や，老後の生きがい・楽しみを設計する時期である。 ・長男夫婦に子どもがいないことから，A氏は祖母役割を取得していない。しかし，長男夫婦が定期的にX家に来てくれており，良好な関係性を築くことができている。 ・2階建ての住居であるが，生活時間のほとんどを1階で過ごしていることから，階段を使わずに室内を移動できる環境である。ただし，玄関から外に出るためには，5段の階段を降りる必要がある。骨折後で身体機能が低下しているA氏にとっては，外出を億劫に感じる理由となる可能性がある。 ・要支援1は，基本的な日常生活動作は自立しているが，一部の動作に見守りや介助が必要な状態である。療養者の残存する機能を把握して，支援者が行う見守りや介助は最小限に留め，療養者自身の力を高めるような関わりにより，要介護度の維持改善を目指す必要がある。 ・介護保険サービスは月1回の訪問看護のみであり，要支援1の区分支給限度額（5,032単位）を踏まえると，デイサービスなどを利用することは可能である。要支援1の状態維持改善のために利用が必要なサービスがあれば検討する事が必要である。 A氏が，要支援1から「自立（非該当）」に状態が改善する可能性はあるだろうか？　訪問看護・介護保険サービスから卒業する可能性を考えてみよう。 ・夫婦で年金月額20万円を受給することができており，比較的安定した収入を得ることができていると考えられる。現在の訪問看護以外のサービス利用を行うことになった場合でも支出する事ができる可能性は高いと考えるが，具体的な家庭の収支状況を確認することとともに，本人や家族のサービス利用に伴う経済的負担感を確認していくことが必要である。
訪問看護記録 サマリー	・A氏は今回骨折するまで大きな病気にかかったことがないと述べており，健康な生活を送ることができていたと考えられる。一方で，医療機関にかからず健康であったA氏が骨折や骨粗鬆症であることが判明したことにより，ショックが大きかったと考えられる。 ・身体機能が骨折により一時的には低下しているが，適切な内服治療やリハビリテーションを行うことで，身体機能を高めていくことが必要である。 ・骨粗鬆症の治療薬としてアレンドロン酸ナトリウム水和物の内服を行っている。本剤は，口腔咽頭部に潰瘍を生じる可能性があるため，噛んだり，口中で溶かしてはならない。本剤を内服後，少なくとも30分経過してから食事を摂取することとし，内服から食事を終えるまで，臥床せずに過ごす必要がある。毎週1回のみ内服する薬であり，内服を忘れてしまう恐れがある。内服状況や誤った内服方法による副作用のリスクの理解度を把握することで，服薬アドヒアランスを確認していく必要がある。

項目	（月／日）情報
●生物身体機能	〈身長・体重〉 142 cm 体重 40 kg（転倒前は 45 kg） 〈バイタルサインズ〉 血圧 120/68 mmHg，脈拍 65 回/分，体温 36.1℃ 〈血液検査値〉 不明 〈ADL〉 ・呼吸，飲食，排泄，清潔は自立している。 〈活動・運動〉 ・寝返り，起き上がり，立ち上がりは，骨折以前に比べると少し時間を要することがあるが，一人で実施できる。 ・通院以外はほとんど外出せずに自宅で過ごしている。
●精神機能	・家族とのコミュニケーションをとる機会は骨折以前よりも減少しているが，A氏の短期記憶は保持されており，意思疎通は問題なく図ることができている。 ・外出に対する意欲低下がみられている。
Ⅲ療養者の心理社会機能	
●暮らし方	〈暮らし方〉 ・骨折以前は，日中は外出して過ごすことが多かった。 ・現在は，8時に起床して，22時頃に就寝している。通院以外に外出していないため，日中はテレビを見たり，新聞を読んで過ごすことが多い。それ以外の時間は自室のベッドで寝て過ごしていることも多い。
●家族に対する思い，意識	〈家族に対する思い，意識〉 ・A氏は専業主婦として，B氏の定年後も，X家の買い物，調理，洗濯，掃除など，家事全般を担ってきた。A氏の骨折以降は，B氏が食事の準備（買ってきたものをレンジで温めるなど限定的な内容），洗濯，掃除などを担っており，長男夫婦が週に1回ほど自宅まで来て，買い物をしてくれている。 ・B氏は要介護認定を受けていないが，買い物も調理もほとんどしたことがなく，買い物を任せるのは難しいので，長男夫婦が買い物してくれている。 ・A氏は，本当は自分で商品を見て選びたいと考えている。 ・B氏が食事の準備，洗濯，掃除をしてくれることや，長男夫婦が買い物してきてくれることはありがたいが，自分でもできることはやりたいと思っている。 ・自分でやりたい気持ちがある一方で，転倒することが怖いので，家族に任せても良いのかなと感じている。また，家族は善意で手伝ってくれていることなので，自分でやりたいとは言い出しづらい。
●社会性，社会的交流	〈社会性，社会的交流〉 ・A氏は，骨折以前は公共交通機関を乗り継いで，編み物サークルに参加していたが，現在は通うことが億劫になってしまってできていない。部屋の一角には編み物セット（編み棒，かぎ針など）が現在も置かれているが，サークルに行かなくなったため，編み物で作ったものを披露する場所もなくなり，自宅でもほとんど編み物はしておらず，自宅で閉じこもりがちの生活を送っている。本当はまた通いたいと思うが，今の自分には公共交通機関を利用して通うような生活は無理だと思う。 ・B氏や長男夫婦以外の他者と会話する機会がない。
●在宅生活を選択している意志	〈在宅生活を選択している意志〉 ・A氏「リハビリテーションを続けたほうが良いのはわかっているが，外出して転倒・骨折してしまったら寝たきりになるのではないかという不安がある。玄関の外にある5段の階段を一人で降りることも怖い。」

閉じこもりの状態が続くことでA氏にどのような影響があるだろう。A氏の生活や健康への影響を考えよう。

情報源	分析・解釈・判断
	・BMIは，転倒前の22.3から，転倒後は19.8まで減少している。現時点では適正体重の範囲であるが，運動量が減少することでさらに体重減少が進行する可能性がある。また，体重が減少したことによるボディイメージの変化が考えられる。リハビリテーションによる筋力トレーニングとともに，食事状況や栄養状態を把握していく必要がある。
	・退院後，医療機関におけるリハビリテーションを継続したことにより，杖を使わずに自力歩行できている。また，寝返りや起き上がり，立ち上がりなどの動作にやや時間を要するものの，自立して実施する能力があることは強みである。
	・通院以外の外出がなく，自室で寝て過ごす生活となっていることから，活動量が著しく減少している。現時点では，ADLは自立しているものの，現在の活動量が減少した生活が続くことで，筋肉量が減少し，さらに活動能力が低下する恐れがある。
訪問時の会話	・現時点で認知機能の低下は見られていないが，外出がほとんどできておらず，閉じこもりが継続することで認知機能が低下する恐れがある。
訪問時の会話	・本人は骨折以前の生活と比較して，通院以外の外出がなく，自室で過ごすことが多い状況から，心理面の刺激が少ない生活となっている。骨折後で身体機能が低下している状態ではあるが，どのような生活を送りたいのかという意向を確認していく必要がある。
訪問時の会話（B氏に聞こえない状態でA氏から聞き取り）	・A氏はX家において専業主婦の役割を担い，家事や育児の役割を担い，夫であるB氏を家庭から支えたことや長男を育て上げたことについて妻・母役割を果たしてきた。 ・骨折以前まで，家事役割は継続して担っていたが，骨折に伴う入院によって，自身が役割を担うことができていない状況に役割喪失を体感している状況にあると考えられる。役割を喪失したことで，生活に対する自信が失われた状態であるとも考えられる。 ・また，A氏の発言から，「本当は自分で商品を見て選びたい」と発言しており，A氏にとって買い物という家事は楽しみのある生きがいの一つになっていると考えられる。自ら買い物できる生活を目標とすることなどにより，A氏が外出する動機づけを行うことが効果的であると考える。 ・A氏は家族からサポートを受けられている現状について，感謝している気持ちの一方で，自分でできることは自分でやりたいという気持ちを自覚している。転倒に対する不安から家族のサポートに頼っている状況であるが，転倒に対する不安を軽減しながら，自分でできることは自分で実施できるように促す関わりが，A氏の自立を促す関わりとして必要である。
訪問時の会話	・骨折以前には社会とのつながりを有している方だったが，公共交通機関の利用などにより通うことが億劫であるために現在はサークル参加が途絶えている状況にある。B氏や長男などの家族以外と会話することもなく，社会的交流が減少している。社会的交流の維持は身体機能や認知機能の低下を抑える可能性が報告されており，A氏が住み慣れた地域で暮らしていくためには，社会的交流の再開に向けた支援も検討する。 A氏の閉じこもりの原因である転倒不安の理由はなんだろう？　転倒不安を軽減させる方法を考えるために，A氏の思いを確認してみよう。 ・今回の転倒や骨折の体験がA氏にとって自身の体力低下や老いを自覚するきっかけとなっている。A氏自身もリハビリテーションを続けることが望ましいことは理解できているものの，転倒に対する不安が極めて強いことから，外出せずに自宅で過ごす生活となっている。今回は自宅で転倒したことがきっかけで骨折しているが，A氏が現在，どのような状況で，なぜ転倒することへの不安が強いのかをA氏から確認する必要がある。

項目	（月／日）情報
Ⅳ家族の状況と介護の状況	
●家族状況	〈家族状況〉 ・A氏自身，健康に生活してきており，B氏の糖尿病判明時や，長男の育児において課題が発生した際にも，A氏を中心にしてコミュニケーションを図りながら，問題解決を行ってきた。 ・金銭管理はB氏が基本的に行っている。A氏のサービス利用について，B氏は「体の調子が良くなるなら使ってもらいたい。A氏がやりたいようにしてほしい」と前向きである。 ・A氏自身が体調を崩したことがこれまでになかったことから，当初は家族で混乱があったが，A氏のためにやれることをするとB氏も長男も前向きである。
●介護者としての家族	〈介護者としての家族〉 ・B氏自身も糖尿病であるが，定期的な通院ができており，内服治療中。 ・B氏は自宅で新聞や読書をして過ごすことが多い。普通自動車運転免許証は75歳の時に返還した。 ・A氏の健康のためであれば，できることをやってあげたい。B氏は「（A氏に）家事も子育ても家のことはすべて任せて仕事に専念してきたから，家事はあまり得意ではないが，Aが大変な今は自分が家事を全部やってあげたい」と考えている。B氏は，A氏の骨折後，調理や掃除，洗濯など，A氏が担っていた役割を行っている。A氏に対して，「俺が家事は全部やるから，休んでいてくれ」と発言あり。B氏は長男の子育ての多くの部分をA氏に任せてきたことに負い目を感じている。 ・長男は平日の日中は就労している。休日は週1回程度訪問している。買い物の手伝いを行っている。A氏は退院後，早く歩くことが難しくなり，渡りきれないのではないかという不安から，長男夫婦を頼るようになっていた。現在は，長男夫婦が週に1回，自宅に来た際に買い物の送迎を車で行ってくれている。長男夫婦に迷惑をかけたくないと思い，買い物くらいは自分でできるようになりたいと思っていたけれど，難しいかもしれない。長男夫婦からは「無理をしないほうがいい」と言われている。
Ⅴ社会資源の利用	
●療養者・家族の社会資源に対する情報収集能力・行動	・A氏の閉じこもりがちの生活を心配した長男が地域包括支援センターに相談したことから把握された。要支援者のケアマネジャーでもある地域包括支援センター（指定介護予防支援事業所）の職員がA氏に家庭訪問を行い，療養相談，服薬管理，リハビリテーションを目的に訪問看護が開始されることになった。 ・医療機関からは，介護保険を用いた通所リハビリテーションを勧められたが，A氏は「私にはまだ早いと思う。デイサービスを使ったら，家まで車で迎えにくるでしょう。近所の人からサービスを使っていることを知られたくない」と拒否し利用に至っていない。
●療養者・家族の社会資源の利用意識	・服薬管理を理由に訪問看護の利用を促された。内服方法が特殊な薬であることから，骨折せずに過ごすためには適切な内服を継続する必要があると説明。 ・転倒不安を軽減するために，A氏自身が下肢筋力を向上させることが必要である。通所リハビリテーションの利用について検討が必要である。
●利用のサービス	

情報源	分析・解釈・判断
訪問時の様子	・X家はこれまでA氏を中心にコミュニケーションを図ってきたことから，A氏が体調を崩していたことで，コミュニケーションパターンに変化が生じる可能性がある。A氏以外のB氏・長男間のコミュニケーションパターンも含めて変化した状況を把握する必要がある。 ・金銭管理の決定権を担うB氏が，A氏のサービス利用に前向きであることから，必要なサービスが生じた際に，A氏が希望するようにサービスの利用が可能な状態であると考えられる。 ・X家におけるストレス対処力として，コミュニケーションや問題解決の中心的な役割を担ってきたA氏に健康問題が生じていることから，ストレス対処がこれまでのようにA氏中心では対応が難しい可能性がある。X家の問題対処の方法に支障がある場合には，A氏の体調の変化を踏まえた家族のあり方を再統合できるような関わりの必要性を検討する。 ・A氏が体重減少により低栄養状態のリスクが考えられるとともに，B氏も糖尿病であることから，A氏の骨折後に適切な食事療法が継続されているかを確認する必要がある。A氏の低栄養，B氏の糖尿病に配慮された食事が準備されているか，食事の準備をA氏とB氏が可能であるか，必要に応じて社会資源の活用の必要性も検討する。 ・B氏は，自身が仕事に専念して，家事や育児をA氏が中心的に担ってきたことに負い目を感じていたことから，A氏が骨折によって心身機能が低下している状況において，できることは自分が引き受けたいと発言している状況である。A氏が担っていた役割をB氏がすべて担っているが，A氏は「自分でできることは自分でやりたい」と述べていることから，B氏がA氏の役割を過剰に引き受けている状況とも考えることができる。 ・A氏が骨折以前のように家族内役割を持つことで，A氏が日常生活における自信を再獲得し，自立した生活を送ることにもつながると考えられるため，B氏がA氏の「自分でできることは自分でやりたい」という意向を把握できる機会を設けることが必要である。 ・長男もB氏と同様にA氏の役割を引き受けている状況があるため，A氏の意向を長男夫婦も把握できる機会を設けることが必要である。 家族（X家）がA氏の健康に与える影響を考えてみよう。A氏のために頑張っている家族の思いを考えてみよう。
訪問時の様子	・A氏の閉じこもりがちの生活状況を心配した長男が解決に向けた行動を起こすことができており，長男は家族外の社会資源に頼る行動を取ることができている。これまでA氏が中心的な役割を担ってX家の問題に対処していたが，現在は長男が問題解決に対処する役割を担うことができている。 ・A氏は医療機関におけるリハビリテーション終了後，介護保険による通所リハビリテーションを勧められたが，利用には至っていない。通所リハビリテーションでは専門職によるリハビリテーションを受けられるが，A氏は利用に否定的である。近隣の住民に介護保険サービスの利用を知られたくないという思いから利用に否定的であるが，適切なリハビリテーションを受けられるように支援する必要がある。 ・一方で訪問看護については利用を受け入れており，A氏自身が必要性を理解することができれば，サービス利用に至ることができているため，A氏のニーズを満たすサービスについてはA氏への説明を丁寧に行って，理解を得ていく。

Ⅲ—① 統合―健康課題の検討

関連図

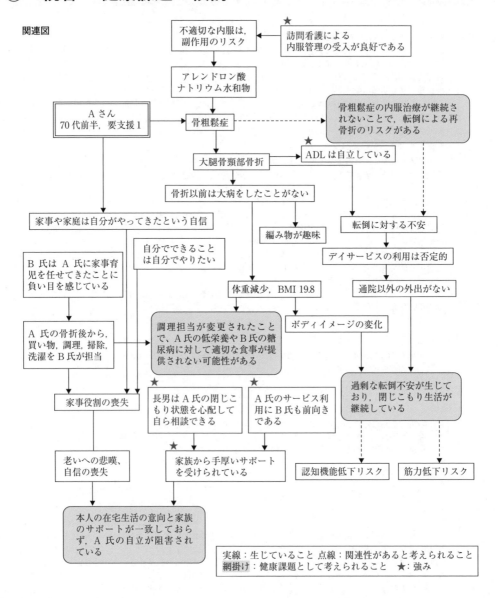

関連図の描き方のポイント

・ADL の自立度が比較的高い要支援者の強みに着目する。
・自立を阻害，促進する要因について検討する。

Ⅲ-② 統合─健康課題の特定

	《特定した健康課題》
①転倒に対する不安が強く，閉じこもり状態にあるため，A氏の自信を高める働きかけにより，転倒不安の軽減に向けた関わりが必要である。また，医療機関でのリハビリテーションは順調に進行していたが，介護保険のデイサービスについては近隣住民に利用を知られたくないという思いからリハビリテーションが中断しているため，リハビリテーションの必要性を説明するとともに，動機づけを行う必要がある。 　これらの情報から，#転倒不安が生じており，閉じこもり生活が継続している，が挙げられる。	#1 過剰な転倒不安が生じており，閉じこもり生活が継続している〈実在型〉
②A氏は転倒・大腿骨頸部骨折のため入院治療を行ったが，骨粗鬆症のため再骨折のリスクが高い状態である。転倒せずに生活することができるように，転倒リスクを軽減させる室内環境についてA氏や家族と相談しながら環境整備の方法を検討することが必要である。また，やむを得ず転倒してしまった場合に骨折するリスクを低減させるため，骨粗鬆症の内服治療を適切に継続し，再骨折のリスクを減少させることが重要である。 　これらの情報から，#骨粗鬆症の内服治療が継続されないことで，転倒による再骨折のリスクがある，が挙げられる。	#2 骨粗鬆症の内服治療が継続されないことで，転倒による再骨折のリスクがある〈リスク型〉
③長男がA氏の閉じこもり傾向を心配して相談行動をとることができたこと，B氏がA氏に代わって家事を行っていることや，A氏のサービス利用にB氏が前向きであることから，家族はA氏の支援に前向きな状態である。しかしながら，家族からA氏に対するサポートがA氏の希望以上に提供されており，A氏は家庭内での家事役割が喪失したと感じ，自信を失った状態にある。A氏と家族の間で，A氏の希望する生活に対する認識の不一致が生じている状態である。A氏の希望する生活を家族と共有できるように支援し，A氏が家庭内役割を再獲得し自己肯定感を高められるように支援することが必要であると考える。家族がサポートに前向きであるため，家族内の方向性を一致させることができれば，A氏の自立に向けて大きな強みとなると考えられる。 　これらの情報から，#本人の在宅生活の意向と家族のサポートが一致しておらず，A氏の自立が阻害されているが挙げられる。	#3 本人の在宅生活の意向と家族のサポートが一致しておらず，A氏の自立が阻害されている〈実在型〉 #4 調理担当が変更されたことで，A氏の低栄養やB氏の糖尿病に対して適切な食事が提供されない可能性がある〈リスク型〉
④A氏は骨折後の急激な体重減少と閉じこもり状態にあることから今後も体重が減少し低栄養状態になる可能性がある。また，B氏は糖尿病の治療中であり食事療法が必要な状態である。これまでA氏が調理を担当し食事の準備を行なっていたが，現在は調理が得意ではないB氏が担当していることから，A氏の低栄養やB氏の糖尿病に対して適切な食事内容が準備・提供されない可能性が高いと考えられる。また，長期的にB氏が調理の役割を継続して担うことへの負担が生じてくる可能性もあると考えられる。 　これらの情報から，#調理担当が変更されたことで，A氏の低栄養やB氏の糖尿病に対して適切な食事が提供されない可能性があるが挙げられる。	
〈優先順位の検討〉（目安：生命の危険度，主観的苦痛，健康に及ぼす影響，生活行動に及ぼす影響） 　①について，A氏は転倒することにより，再骨折を起こすリスクがある。その一方で，転倒を恐れて行動しないことによる行動範囲の縮小によって，身体機能や認知機能に対する刺激が減少し，二次的に生活不活発状態が生じる恐れがある。現在は，適切な治療が終了しているにもかかわらず，通院以外の外出機会がほとんどない状態であることから，閉じこもりのリスクへの対処が重要であると判断し，#1とした。 　②について，骨粗鬆症の内服治療薬であるアレンドロン酸ナトリウム水和物は内服方法が週1回の内服で内服後の適切な姿勢保持が必要であることから，正しい内服を継続する必要がある。A氏は認知機能に支障はみられておらず，正しく内服できる可能性は高いと思われるが，内服の必要性や不適切な内服方法によるリスクについては確認・指導する必要があると判断し，#2とした。 　③について，家族はA氏のためを思ってサポートしているが，かえってA氏の自立を阻害している状況が生じている。A氏の受傷後の家族内でのコミュニケーションが適切に行われていないことで，意思共有が図られていないため，介入が必要である。A氏が希望する生活を送るためには家族との調整を行う必要があると考え，#3とした。 　④について，現在はB氏が調理役割を担っているが，③で述べた健康課題からA氏は家庭内役割の再獲得を希望している状況がある。A氏が希望するように調理役割を担うことで，A氏やB氏に必要な食事が提供される可能性は高いと考えられるが，低栄養や糖尿病に必要な食事内容に関する知識や技術に関する指導は必要であると考え，#4とした。	

Ⅲ-② 統合─健康課題の見える化シート

アセスメント結果	統合	健康課題

アセスメント結果

- 骨粗鬆症のため，再骨折のリスクが高い状態にある

- 内服治療により骨折のリスクを低減させる必要がある

- 訪問看護による内服管理の受け入れが良好である

- A 氏の体重減少、B 氏の糖尿病のため、適切な食事が提供される体制が必要である

- 介護保険によるリハビリテーションについて、利用ができていない

- ADL は自立しているが，転倒に対する不安が強く通院以外の外出がない

- 以前は編み物サークルに参加していたが、公共交通機関を利用する必要があり、参加できていない

- B 氏は本人の負担を軽減するために、家事役割を担っているが，本人は家事役割を自分が担いたいと考えており，意向とサポートに不一致がある

- 長男は本人の閉じこもりについて、相談行動をとることができている

- 介護保険サービスの利用を周囲に知られたくない

統合

医療状況
　骨粗鬆症によって再骨折のリスクは高い状態にあり、内服治療を継続する必要がある。定期通院は継続できており、訪問看護も利用につながっていることから、医療に対する受入が良好である。A 氏・B 氏それぞれに適切な食事を提供される必要がある。

機能面
　リハビリテーションの継続が身体機能の維持・向上のためには重要であるが、現在は中断している。介護保険の利用について、否定的に捉えているため、リハビリテーションの必要性に対する本人の認識を確認する必要がある。

生活面
　転倒不安の強さから外出が通院以外にほぼできておらず、趣味の裁縫や、近隣住民との交流機会もなくなっている。本人の生きがいや趣味を把握しながら、目標を本人とともに確認し、地域社会とのつながりを持てるような支援方法を検討する必要がある。

家族状況
　B 氏と長男は A 氏のために支援したいという気持ちがあるが、A 氏の意向と一致していない状況がある。A 氏の意向を共有できるように関わり、家族として目指す方向性をすり合わせ、家庭内役割を再獲得できるような支援が重要である。A 氏の骨折により、食事を含めた家事役割の再編が必要な状態であり、再編された役割分担が機能しているか確認が必要である。

社会資源
　介護保険サービスについて、利用に否定的であるが、A 氏が編み物サークルにまた通いたいという気持ちを叶えるためには、転倒不安を低減させながら外出するための自信を獲得していくことが重要である。送迎のあるデイサービスを利用することで外出の自信を高めていくことを検討する。

健康課題

- ＃1
過剰な転倒不安が生じており、閉じこもり生活が継続する可能性がある〈実在型〉

- ＃2
骨粗鬆症の内服治療が継続されないことで、転倒による再骨折のリスクがある〈リスク型〉

- ＃3
本人の在宅生活の意向と家族のサポートが一致しておらず、A 氏の自立が阻害されている〈実在型〉

- ＃4
調理担当が変更されたことで、A 氏の低栄養や B 氏の糖尿病に対して適切な食事が提供されない可能性がある〈リスク型〉

※優先順位を考慮　※実在，リスク，ウェルネス型を考慮

Ⅳ-① 看護計画

目標（長期目標）：

> 本人が自分らしく暮らすことができる生活とは何かを，本人の言動を分析することで検討する。検討した本人らしい生活とはどのような状態であるかを長期目標に記載する。本人のみならず，家族も統合させた目標の記載であることが望ましい。

本人が，転倒や再骨折することなく，骨折以前のように自らが希望する家事役割を担うことや，家族の協力を得ながら地域で生活することができる。

	短期目標	期待される成果		
			評価日	
#1	転倒不安が生じており，閉じこもり生活が継続する可能性がある〈実在型〉	1. 転倒の予防行動をとることができる。 2. 転倒に関する不安が軽減される。 3. 自宅内でのリハビリを実施できる。 4. 本人から歩行に対する自信を持つ発言がある。	1か月後 2か月後 1か月後 3か月後	
#2	骨粗鬆症の内服治療が継続されないことで，転倒による再骨折のリスクがある〈リスク型〉	1. 内服を確実に行うことができる。 2. 転倒せずに過ごすことができる。 3. 再骨折を起こさずに経過できる。 4. 転倒しづらい室内環境を整備することができる。 5. 安定した姿勢で歩行することができる。	1か月後 3か月後 3か月後 1か月後 1か月後	
#3	本人の在宅生活の意向と家族のサポートが一致しておらず，A氏の自立が阻害されている〈実在型〉	1. 自分にできる家事役割を担うことができる。 2. 本人が家族に自身の意向を表明することができる。 3. 趣味の編み物を再開することができる。 4. デイサービスを利用することで，趣味の編み物を披露する場所を持つことができる。	1か月後 1か月後 2か月後 3か月後	

具体策
OP 1）1日の生活リズム（自宅での過ごし方） 2）転倒に関する不安（転倒不安の原因）や思い 3）歩行時の安定性（姿勢，ふらつき，下肢関節の可動域や動作） 4）生きがい，趣味 TP 1）リハビリテーションの支援：自宅内での看護師によるリハビリテーションを行い，身体機能の維持を図る。 2）自己肯定感を高める働きかけ：身体機能は回復してきていることを支持し，転倒しないという自信を高められるように声掛けを行う。 3）転倒不安や思いに関する傾聴 EP 1）本人の自己肯定感を高める働きかけ：服薬管理の支持，歩行姿勢の支持 2）デイサービス利用によるリハビリテーションの必要性に関する指導：身体機能の維持改善のほか，他者との交流機会の確保，外出を含めた日常生活がリハビリになることの確認
OP 1）内服管理（飲み忘れ，内服方法，内服時の留意点）の状況確認 2）転倒の有無（転倒した場合：時間帯・頻度・場所） 3）室内環境（段差，コード類の整頓状況，室内の明るさ） 4）歩行時の安定性（姿勢，ふらつき，下肢関節の可動域や動作） 5）疼痛の有無 TP 1）歩行姿勢に関する指導 2）下肢筋力の向上を目指したリハビリテーションの実施 EP 1）内服方法の指導（適切な内服方法ができている場合にはできていることを支持する） 2）転倒を防ぐ室内環境の検討（転倒のリスクとなり得る段差や歩行の障害物となる家具の再配置の必要性について，本人や家族と共に検討する）
OP 1）家庭内役割（家事など）の分担状況 2）家事能力（転倒せずに家事を遂行できる状態であるか） 3）近隣との交流（骨折前後での交流状況の変化を含む） 4）趣味に対する意欲（編み物に対する意欲） 5）デイサービスの利用に対する意向 TP 1）家庭内役割に関する調整支援（本人が家族に対して家事役割を担いたいという意向を表明できるように支援する） 2）骨折後でも可能な家事動作に関する助言・指導 EP 1）編み物を実施できるデイサービスに関する情報提供 2）A氏の自立のために家族ができる関わり方について，A氏・家族で考える場の調整

	短期目標	期待される成果		
			評価日	
#4	調理担当が変更されたことで，A 氏の低栄養や B 氏の糖尿病に対して適切な食事が提供されない可能性がある〈リスク型〉	1. A 氏は体重が減少することなく経過することができる。 2. B 氏の血糖コントロールが良好な状態で経過できる。 3. A 氏の低栄養と B 氏の糖尿病に対して，必要な食事準備の方法を説明することができる。 4. 食事準備について，地域の社会資源を活用しながら行うことができる。	1 か月後 1 か月後 2 か月後 2 か月後	

具体策

OP
1) バイタルサインズ
2) 食事摂取量・内容，食事形態，食事時間，水分摂取量
3) 血液検査の結果（栄養状態：TP，アルブミン，総コレステロールなど）
4) 嘔吐・腹痛・下痢・便秘の有無，腸蠕動音，排尿・排便回数，性状，皮膚状態
5) 配食サービスなどの社会資源の活用状況
6) BMI，体重の変化
7) Ｂ氏の血糖値，食事摂取状況，内服状況
8) 調理や買い物など食事準備に関する家族内の役割分担

EP
1) 食事指導（Ａ氏の低栄養リスクやＢ氏の糖尿病のそれぞれに対して必要な食事準備の方法について，知識・技術を獲得できるように指導する）
2) 配食サービスなどの社会資源の活用に関する提案（Ｂ氏が不慣れな食事準備を行う場合には，食事準備の負担が大きくなる可能性があることから，長期的に食事準備を継続できるように，社会資源の活用についても助言する）

索引

在宅看護過程演習　第3版

―アセスメント・統合・看護計画から
実施・評価へ―

定価：本体 3,200 円＋税

2015 年 3 月 20 日　第 1 版第 1 刷発行
2019 年 7 月 20 日　改訂版第 1 刷発行
2024 年 2 月 1 日　第 3 版第 1 刷発行 ©

編集　　　上田　泉
発行　　　株式会社　クオリティケア
代表取締役　鴻森和明
〒 176-0005　東京都練馬区旭丘 1-33-10
TEL & FAX　03-3953-0413
e-mail：qca0404@nifty.com
URL：http://www.quality-care.jp/
印刷　　　株式会社　双文社印刷
ISBN 978-4-911097-03-8
C3047　￥3200E